JN412998

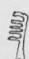

진짜 놀랐습니다! 한 번 밖에 안 했는데, 완전히 달라진 느낌이 들어서…. 요즘 피부가 울긋불긋하고 거칠었는데, '아기피부 세안법'으로 하자마자 매끄러워지는 게 느껴져서 두 번이나 연달아했습니다. _27살 이지영

'아기피부 세안법'을 시작한 지 한 달쯤 되어 가는데, 정말 드라마틱하게 바뀌었어요. 피부에서 '광'이 납니다. 두껍게 쌓여있던 각질층도 없고, 피부 탄력이 좋아졌습니다. 무엇보다 다크서클이 사라져 생기 있어 보인다는 게 가장 기뻐요! _32살 장경은

'아기피부 세안법'으로 바꾸고 피부에 물이 오른 기분입니다. 요즘 피부 트러블이 굉장히 심했는데, 지금은 말끔해졌습니다. 특별히 좋은 화장품을 사지 않고도 이렇게 매끄러운 피부를 만들 수 있다니, 놀랍습니다! _26살 문지숙

아토피로 8년째 고생하고 있는데, '아기피부 세안법'으로 바꾸고 나서 진짜 좋아졌어요. 아토피가 심해지면 건조해져서 얼굴이 당기고 간지럽고 웃으면 주름이 자글자글해져서 속상했는데, 지금은 정말 촉촉합니다. _29살 김미경

하루 5분, 비누 거품으로 달라지는 얼굴
아기피부 세안법

OTONA NO AKACHAN HADA 5 HUNKAN SKIN CARE

by Rie Musashi

Copyright © 2008 by Rie Musashi
All rights reserved.
Original Japanese edition published by MIKASA SHOBO CO., LTD.
Korean translation rights arranged with MIKASA SHOBO CO., LTD., Tokyo
through Japan UNI Agency, Inc., Tokyo and Korea Copyright Center Inc., Seoul

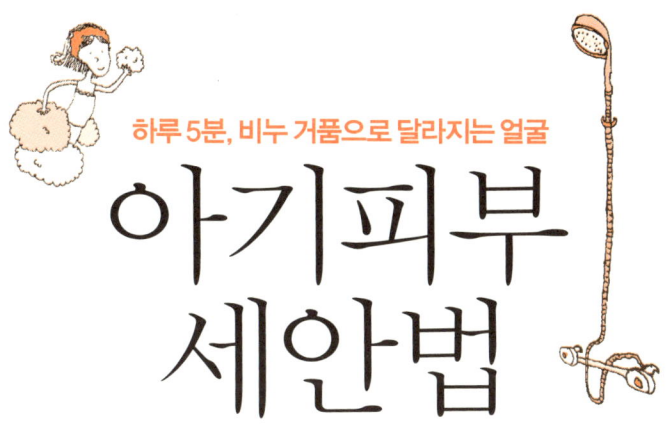

하루 5분, 비누 거품으로 달라지는 얼굴

아기피부
세안법

무사시 리에 지음 | 이서연 옮김

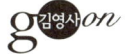
김영사on

아기피부 세안법

저자_ 무사시 리에

1판 1쇄 발행_ 2009. 11. 05.
1판 4쇄 발행_ 2013. 12. 26.

발행처 김영사 | **발행인** 박은주 | **편집인** 박숙정
편집 이소영 이은경 조혜영 강미선
마케팅 이희영 이재균 김형준 박진옥 양봉호 강점원 정완교 정소담
온라인전략팀 정민영 이지현
등록번호 제 406-2003-036호 **등록일자** 1979. 5. 17
주소 경기도 파주시 문발동 파주출판단지 515-1(우 413-756)
전화 마케팅부 031-955-3100 편집부 031-955-3169 팩스 031-955-31600

저작권자 ⓒ 2009 무사시 리에
이 책은 저작권법에 의해 보호를 받는 저작물이므로 저자와 출판사의 허락 없이
내용의 일부를 인용하거나 발췌하는 것을 금합니다.

값은 뒤표지에 있습니다.
ISBN 978-89-349-3597-1 13510

g영사on '김영사on'은 ㈜김영사의 교양서 브랜드입니다.

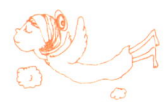

단 한 번의 세안으로도
당신의 얼굴은 달라질 수 있습니다.

피 부 나 이 가 단 숨 에 젊 어 진 다

안녕하세요. 미용 연구가 무사시 리에입니다.

이 책을 통해 여러분께 뽀송뽀송한 아기피부가 되는 방법을 본격적으로 알려드리게 되어 기쁩니다.

저는 올해 54세입니다. 말 그대로 중년입니다.

하지만 피부는 마치 아기피부 같아서 텔레비전에도 화장을 하지 않고 항상 민낯으로 출연합니다.

제 입으로 말하기는 쑥스럽지만, 저는 수많은 여배우들을 보아온 메이크업 전문가조차 놀랄 정도로 고운 피부를 유지하고 있습니다.

얼마 전 텔레비전 방송에 함께 출연한 아이돌 그룹 아라시의 멤버도 제 볼을 만져보고는 놀라서 "와! 진짜다. 정말로 아기피부네요!"라며 크게 소리치더군요. 그러고는 '아기피부의 여왕'이라는 별명까지 붙여주었습니다.

하지만 제 피부도 처음부터 깨끗했던 것은 아닙니다.

어렸을 때는 아토피로, 모델로 일하던 30대에는 화장품을 너무 많이 써서 피부를 엉망으로 만들었습니다.

화장하는 것을 좋아했던 저는 엉망이 된 피부를 감추기 위해 더욱 짙은 화장을 했고, 결국 피부는 손쓸 수 없는 상태까지 나빠졌습니다.

40대가 되자 갱년기 장애가 저를 기다리고 있었습니다. 할 수만 있다면 그때의 제 피부를 보여드리고 싶습니다! '아기피부가 되리라고는 꿈도 꾸지 못할 피부'였습니다.

하지만 저는 이렇게 괴로운 경험을 통해 누구나 당장 실천할 수 있는 '피부 관리의 법칙'을 발견했습니다.

이 책에서 소개하는 아기피부를 만드는 간단하고 획기적인 방법을 지금 당장 실천에 옮기세요.

내일 아침 눈을 뜬 순간, 이미 차이를 느낄 수 있을 것입니다.

나이에 관계없이 누구나 좋은 습관을 통해 뽀송뽀송한 '아기피부'가 될 수 있습니다.

저는 여러분의 피부 관리사입니다.

이제 연구에 연구를 거듭한 끝에 완성한 저만의 피부 관리법을 소개합니다. 놀라운 효과를 약속합니다.

이 책에 제가 발견한 피부 관리법의 정수를 아낌없이 담았습니다. 부디 저를 믿고 시도해보기 바랍니다.

여러분의 피부가 한층 아름다워지는 날을 기대하겠습니다.

무사시 리에

무사시 리에가 제안하는 피부 관리법과 생활 방식을 실천하는 사람		기존의 피부 관리법과 생활 방식을 따르는 사람

• 촉촉하고 투명한 피부
• 화장을 하지 않아도 예쁘다
• 50대에도 20대와 같은
  뽀송뽀송한 피부를 유지한다
• 손도 보들보들, 무릎도 보들보들
	피부	• 나이가 들수록 잡티, 주름,
		  처짐이 늘어난다
		• 민낯을 다른 사람에게
		  보여주고 싶지 않다

• 50대가 되어도 20대일 때와
  변함없는 체중과 허리둘레
• 맛있게 먹어도
  살이 찌지 않는다
	체형	• 신진대사가 좋지 않아
		  군살이 붙는다

• 균형 잡힌 식생활로 인해
  면역력이 높다
• 혈관이 튼튼하고
  혈액순환이 원활하다
	건강	• 변비나 감기에 걸리기 쉽다
		• 약에 의존하는 경향이 있다
		• 안색이 나쁘다
		• 몸이 무겁다

• 긍정적인 사고로
  항상 활기차고
  마음에 상처를 입어도
  회복이 빠르다
	마음
	(머리)
		• 고민이나 걱정이 많고
		  스트레스에 약하다

CONTENTS

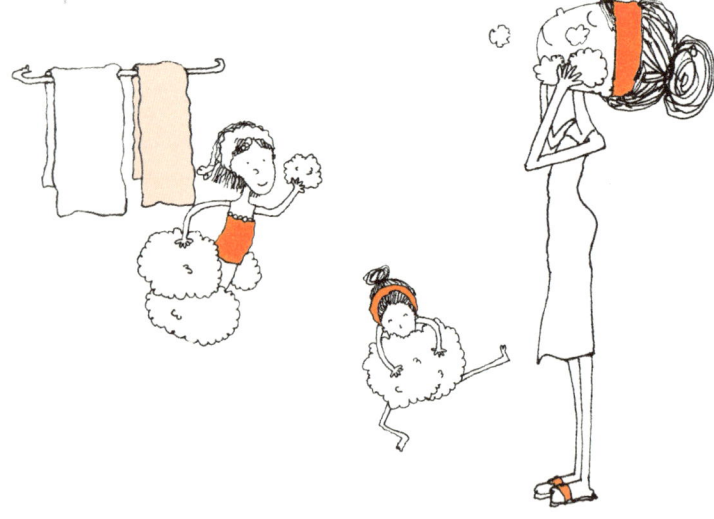

제2장 피부를 망치는 잘못된 관리법
당신의 피부가 푸석해진 이유

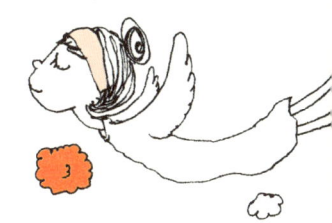

 제3장 실전 세안 테크닉
기적의 아기피부 세안법

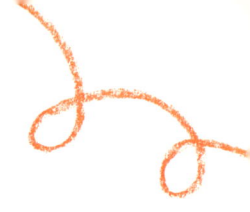

제4장 피부 트러블 대처법
당신의 피부 고민은?

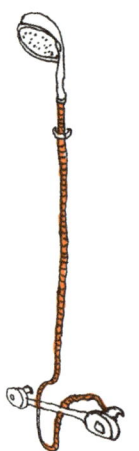

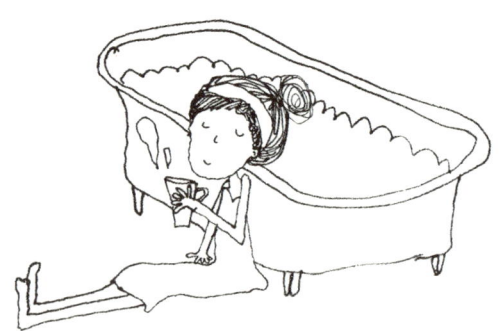

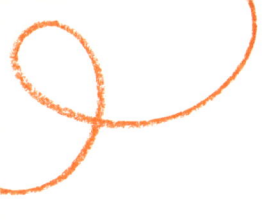

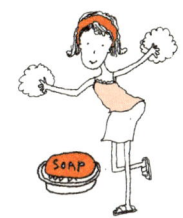

 제5장

피부와 몸, 마음을 위한 생활습관

아름다움을 위해 지켜야 할 것들

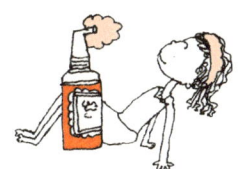

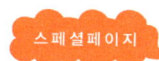 스페셜페이지

한국 독자들을 위한 Q&A

아기피부를 위한 8가지 질문

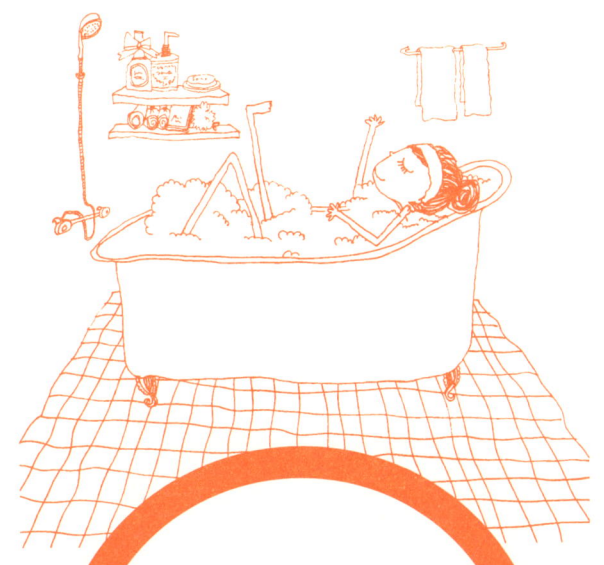

제 1 장

아기피부 vs 어른피부

★

아기피부 만들기의
비밀

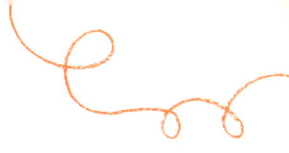

뽀송뽀송
아기피부와
푸석푸석
어른피부는
이런 점이 다르다

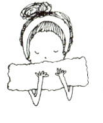 잡티가 없고 촉촉하며 탱탱한 피부, 즉 아기처럼 뽀송뽀송한 피부란 대체 어떤 상태일까요?

아기피부의 가장 큰 특징은 '모공이 없다'는 점입니다.

모공이 없어서 반들반들합니다.

또한 수분이 가득해서 물을 그대로 튕겨냅니다.

피부에 물방울을 떨어뜨리고 슬로모션의 줌 카메라로 상태를 관찰하면 아기피부와 어른피부는 다음과 같은 차이를 보입니다.

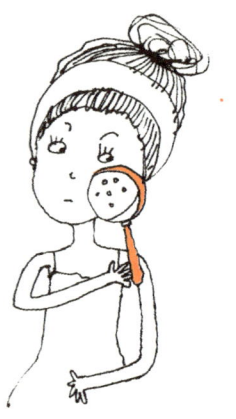

얼굴에 물방울이 맺히면 아기피부,
스미면 어른피부!

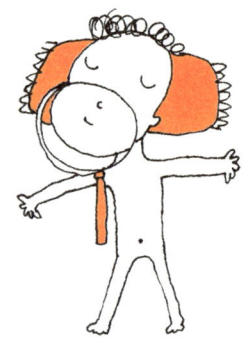

★ 아기피부 | 물방울을 떨어뜨리면 일단 퍼졌다가 다시 모입니다. 그리고 예쁜 구슬 모양이 됩니다.

★ 어른피부 | 떨어진 물방울은 퍼진 채로 있다가 마치 사막에 떨어진 물처럼 넓어진 모공에 흡수되어버립니다.

아기피부의 표면은 천연 피지막에 둘러싸여 있습니다. 장막이 둘러쳐진 상태이므로 물이 스며들 수 없습니다.

하지만 어른피부는 매우 건조합니다. 물을 튕겨내기는커녕 이때다 하고 흡수해버립니다.

과연 이런 어른피부가 아기피부로 바뀔 수 있을까요?

처음에는 당연히 믿기 어려울 것입니다.

하지만 제가 제안하는 방법을 실천했더니 나이에 상관없이 아주 짧은 시간 안에 피부가 달라졌다는 사람이 많습니다. 고맙다는 인사를 잔뜩 받아서 그저 기쁠 뿐입니다.

첫인상은 '피부'에 의해 크게 좌우됩니다. 남성이든 여성이든 살결이 정돈된 깨끗한 피부를 가진 사람이 있으면 주

목하게 되지요. 특히 여성에게 깨끗한 피부는 '최강의 무기'
입니다.

회사에서나 집에서나 빛이 나는 여성은 피부에서도 빛이
납니다.

피부가 점점 아름다워지는 즐거움은
자기 자신에게 줄 수 있는 가장 큰 선물입니다.

누군가에게 칭찬을 듣지 못하더라도 상관없습니다. 단 한
사람만 만족하면 됩니다. 바로 자기 자신입니다.

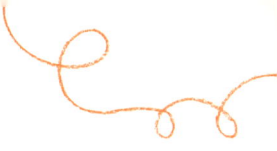

누구나
고운 피부로
다시
태어날 수 있다

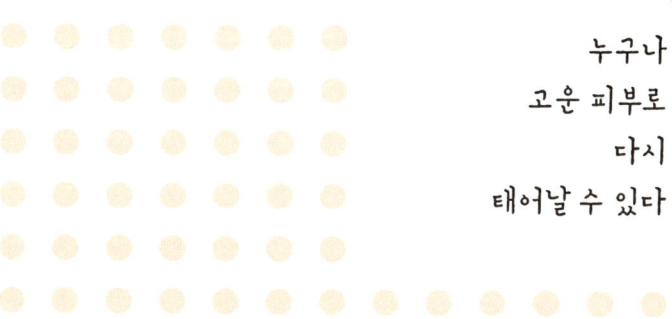

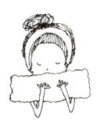 얼마 전 오랜만에 고등학교 동창회에 나갔다가 친구들을 보고 깜짝 놀라고 말았습니다.

나이가 들었으니 당연한 일일지도 모르지만 친구들이 너무 늙어버렸기 때문입니다.

친구들은 저를 보자마자 이런 말들을 쏟아냈습니다.

"그 피부, 어떻게 된 거야? 어디 다니는 데라도 있어?"

"나한테도 가르쳐줘. 어떻게 하면 피부가 그렇게 깨끗해지니?"

하지만 저는 마음속으로 '너희들 피부야말로 도대체 어

떻게 된 거야?'라고 생각했습니다.

중년이 된 친구들의 피부에는 주름과 잡티가 생기고 탄력이 사라져버렸습니다.

트러블이 끊이지 않던 10년 전과 달리, 나름의 피부 관리법 덕분에 훨씬 피부가 깨끗해진 저와 예전의 깨끗하던 피부에 노화의 그림자가 드리운 친구들.

피부를 바르게 관리하는 사람과 그렇지 않은 사람 사이에 얼마나 큰 차이가 생기는지 절절히 느꼈습니다.

현재 자신의 피부에 콤플렉스를 느끼고 있는 사람이라도 상관없습니다.

누구나 짧은 시간 안에
모두가 부러워하는
'고운 피부'를 손에 넣을 수 있습니다!

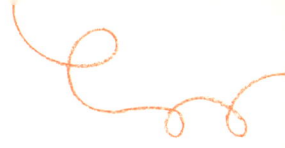

팔꿈치
안쪽 피부가
원래
당신의 피부다

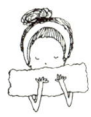 인간에게는 음식이나 잠에 대한 욕망만이 아니라
'아름다움에 대한 욕망'도 필요합니다.

특히 여성이라면 훨씬 더 탐욕스럽게 '아름다움'을 추구
해도 좋습니다.

여성의 매력은 '곱고 깨끗한 피부'에서 시작됩니다.

자신있게 말할 수 있습니다.

피부가 좋아지면 자신감이 붙어서 차츰 긍정적인 사람으
로 변합니다. 그러면 화장이나 패션에도 관심이 생겨 한층
아름다워질 것입니다.

'트러블이 심하니까', '나이가 있으니까'라는 핑계로 아름다워지고 싶은 욕망을 꾹꾹 누르고 있나요?

저도 심각한 피부 트러블로 고민한 적이 있습니다. 하지만 '예쁜 피부를 가지고 싶다'는 바람을 버리지 않고 꾸준히 관리했습니다.

제가 아기피부를 가지게 된 비결은 바로 '포기하지 않는 것!'입니다.

팔을 굽히고 팔꿈치 안쪽의
볼록한 부분을 만져보기 바랍니다.
그것이 자신의 본래 피부입니다.
틀림없이 그 수준까지 되돌릴 수 있습니다.

피부에 자신이 없는 분이라면 지금부터 소개하는 방법을 실천하여 부디 아기처럼 고운 피부를 되찾기 바랍니다.

어떤 남자에게 흥미로운 이야기를 들은 적이 있습니다.

잠자는 여자의 얼굴을 보는 순간 사랑이 식어버렸다는 고백이었습니다.

"아침 햇살이 밝게 비추는 침대에 누워 있는 그녀의 얼굴에는 잡티가 가득하고 탄력도 없었습니다. 그러자 그토록 애절했던 사랑도 단숨에 식어버렸습니다. 저는 그녀를 떠날 수밖에 없었습니다."

웃어넘길 말이 아닙니다!

여자인 저도 그 마음을 이해할 수 있습니다.

이렇게 서글픈 일이 일어나기 전에 부디 잡티, 처짐, 트러블을 모르는 아기피부를 만들기 바랍니다. 오히려 너무 많은 남자들이 따라다녀서 곤란할 정도로 아름다운 여자가 되고 말겠다는 의지를 가지기 바랍니다.

제가 좋아하는 만담가인 아야노코지 기미마로 씨가 이런 말을 한 적이 있습니다.

"젊은 여자는 앞치마에 자수가 박히고 중년 여자는 얼굴에 자수가 박힌다."

"어릴 때는 마음이 흔들릴 때가 많았다. 중년이 된 지금은 팔밖에 흔들리지 않는다."

저도 중년 여자입니다. 웃고는 있지만 마음 한구석이 편치 않습니다.

하지만 젊은 여자라고 해서 반드시 피부가 반들반들한 것은 아닙니다. 성인 여드름이나 민감성 피부로 고민하는 젊은이도 아주 많으니까요.

그런 분에게 조금이라도 도움이 되고 싶습니다.

'예뻐지고 싶다'는 강한 의지를 가지세요!

그리고 피부에 좋은 습관을 기르기 바랍니다.

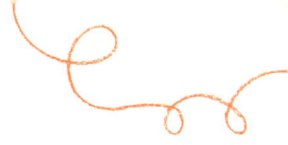

피부 관리의
제1법칙은
문지르지
않는 것

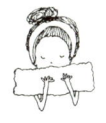

깨끗한 피부를 만들기 위해
무엇보다 중요한 것은
피부를 문지르지 않는 것입니다!

'아기피부'가 되기 위해 반드시 지켜야 할 일입니다.

피부는 자극을 싫어합니다.

비누칠을 하거나 물로 헹굴 때, 수건으로 닦을 때 힘을 주어 피부를 두드리거나 문지르거나 잡아당기거나 누르나요?

그리고 화장을 지울 때나 화장수를 바를 때 강한 자극을 주나요?

피부는 매우 섬세합니다.

아무리 약한 자극도 주름, 잡티, 홍조의 원인이 됩니다.

피부가 깨끗한 사람을 관찰해보세요. 부서지기 쉬운 물건을 다루듯 피부를 부드럽고 조심스럽게 만질 것입니다.

눈이 가려워도 비비면 안 됩니다.

눈가는 피부가 매우 얇아서 함부로 문지르면 깊은 주름이 생기거나 거무스름해지는 위험한 부위입니다.

게다가 손에는 세균이 많으므로 눈의 건강을 위해서라도 눈을 문지르는 습관은 반드시 고쳐야 합니다.

긁어 부스럼 만들지 말라는 말처럼, 피부도 건드리지 않으면 트러블이 일어나지 않습니다.

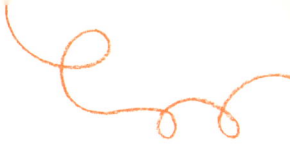

피부가
새로워지는
비결은
간단하다

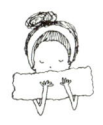 '아기피부'를 만들기 위해 제가 직접 실천하고 있는 방법을 여러분께 알려드리겠습니다.

아침과 저녁의 차이를 이해하고 그에 알맞게 세안한다. 그리고 마음에 드는 미용 젤이나 크림을 바른다.

엄청나게 간단하지요?

잘못된 세안 때문에 모공 속에 남은 클렌징 제품이나 파운데이션이 체온에 의해 '침전물'과 같은 상태로 바뀌어버리면 아무리 값비싼 화장품을 바른다고 해도 피부는 깨끗해지지 않습니다.

고운 피부를 만드는 기본 원칙은 '청결'입니다.

모공의 크기는 약 0.2mm. 그 안의 더러움을 어떻게 씻어내는지가 무엇보다 중요합니다.

그래서 저는 세안을 매우 중요하게 여기고 기회가 있을 때마다 구체적인 세안법을 소개해왔습니다.

**피부가 깨끗한 사람은
모두 세안을 잘합니다.**

얼굴을 씻는 방법, 비누를 사용하는 방법, 얼굴을 닦는 방법이 잘못되어 소중한 피부를 상하게 만드는 일이 없도록 세심한 주의를 기울여야 합니다.

이 책에 소개된 방법을 철저히 익히십시오.

그리고 하루도 거르지 않고 규칙적으로 실천해야 합니다.

**화장에 10분이 걸렸다면
세안에도 10분을 들이기 바랍니다.**

이것이 바로 아기피부를 만드는 '최고의 방법'입니다. 간단한 만큼 습관을 들여 꾸준히 실천해야 합니다.

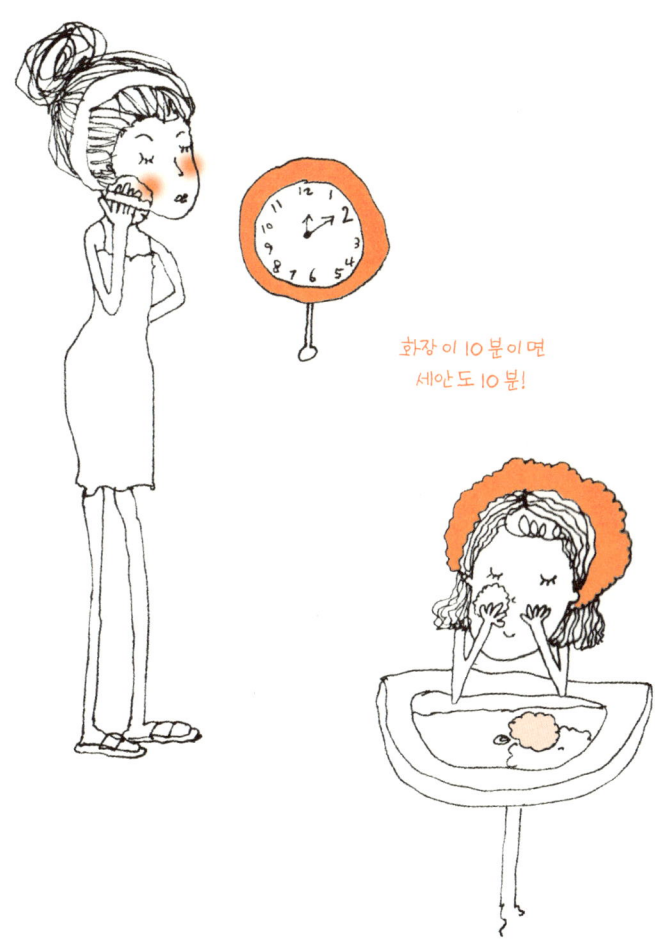

화장이 10분이면
세안도 10분!

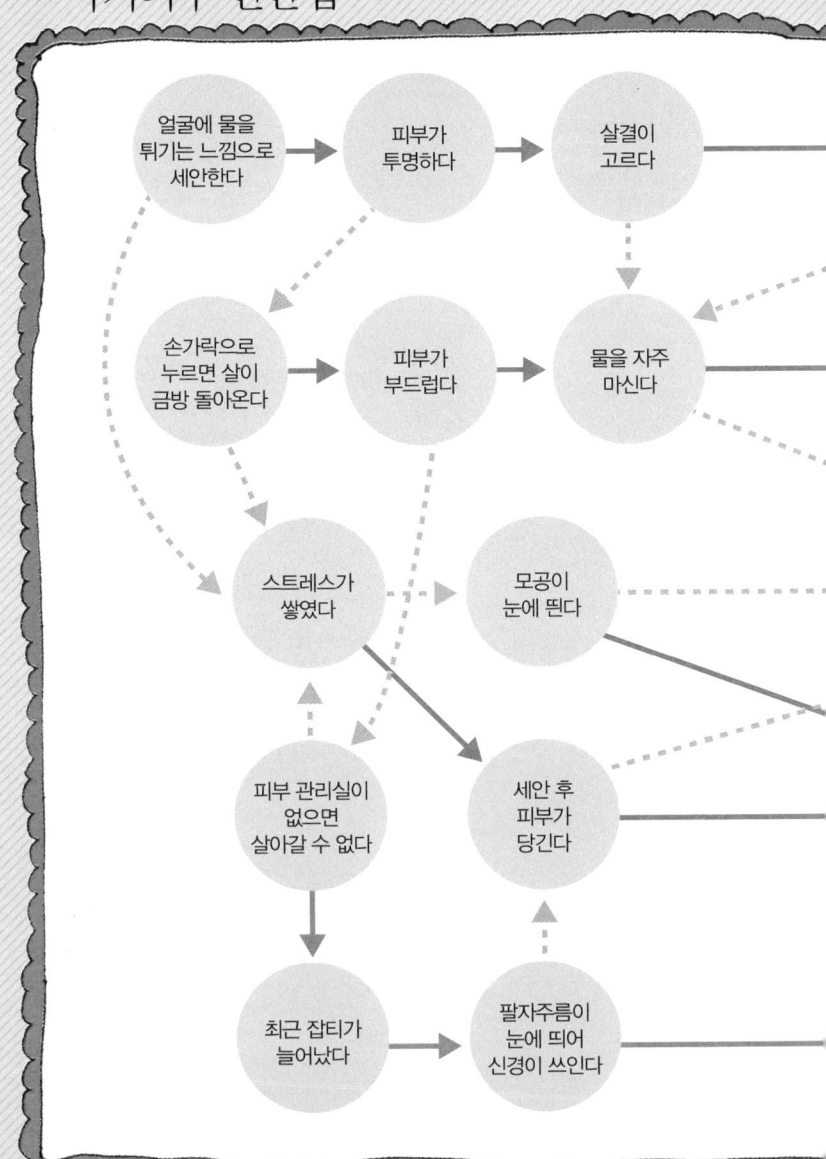

★ 아기피부 진단법 Yes ⟶ No ┈┈▶

얼굴에 물을
튀기는 느낌으로
세안한다

피부가
투명하다

살결이
고르다

손가락으로
누르면 살이
금방 돌아온다

피부가
부드럽다

물을 자주
마신다

스트레스가
쌓였다

모공이
눈에 띈다

피부 관리실이
없으면
살아갈 수 없다

세안 후
피부가
당긴다

최근 잡티가
늘어났다

팔자주름이
눈에 띄어
신경이 쓰인다

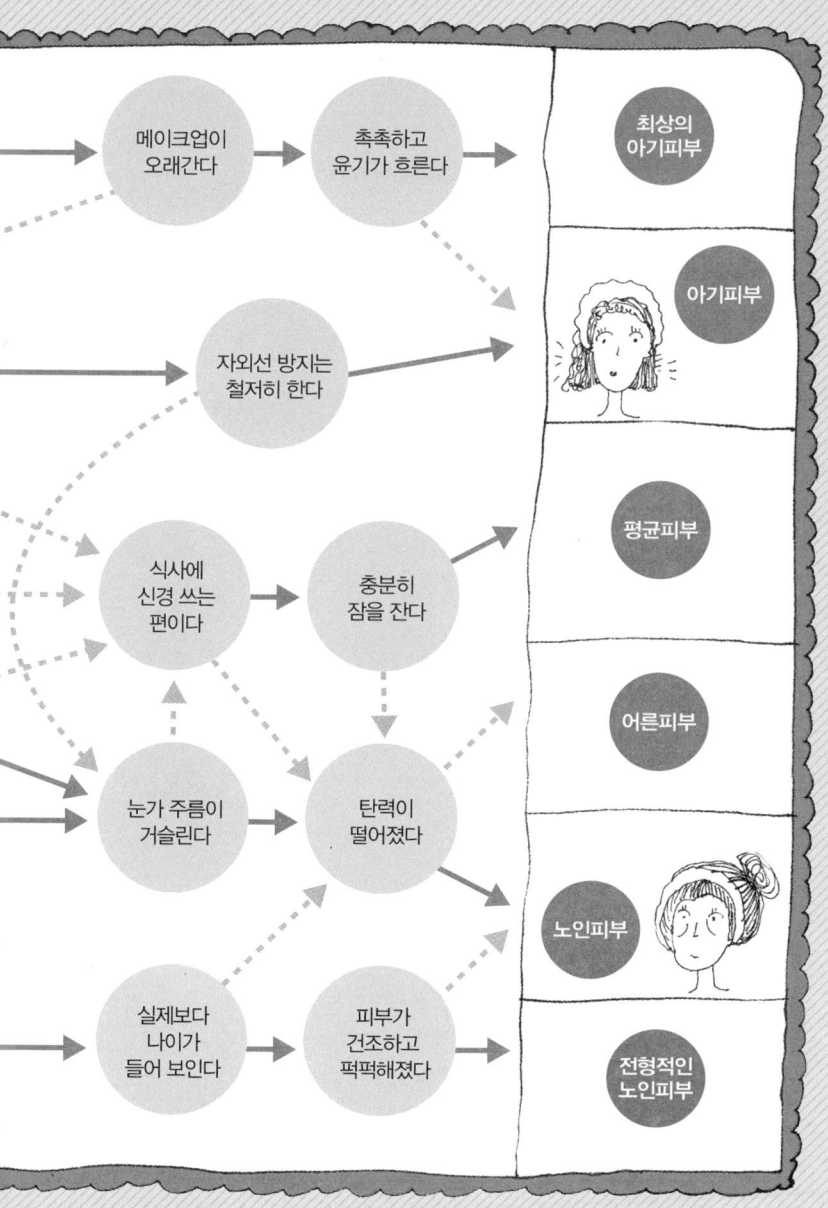

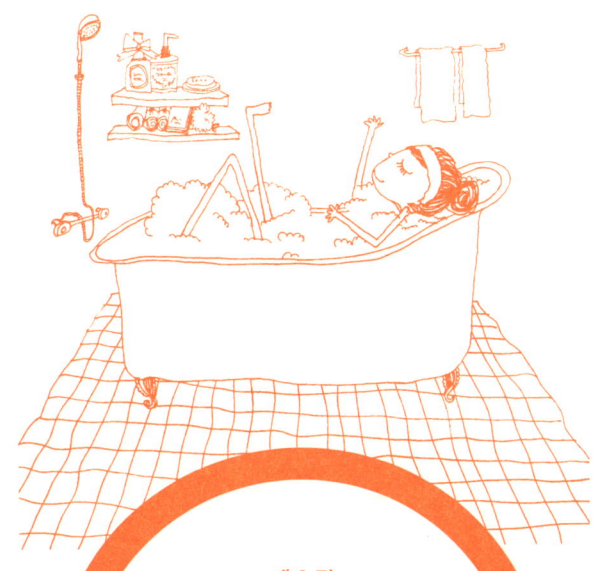

제 2 장

피부를 망치는 잘못된 관리법

★

당신의 피부가
푸석해진 이유

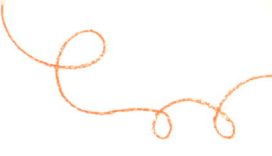

뜨거운
물로
세안한다

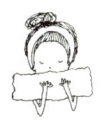 세안을 할 때는 뜨거운 물을 사용해야 한다고 생각하는 사람이 많습니다.

샤워를 할 때, 38~42도 정도의 뜨거운 물로 몸과 머리, 얼굴을 한꺼번에 씻는 사람도 종종 있습니다.

하지만 체온보다 뜨거운 물은 절대 좋지 않습니다.

뜨거운 물은 피부를 건조하게 만듭니다.

뜨거운 물로 씻는 습관이 있으면 피부가 퍽퍽해지고 모공이 커지며 탄력이 사라지기 쉽습니다.

앞으로 '아기피부가 되는 세안법'에 대해 자세히 설명하겠지만 저는 1년 내내 차가운 물에 얼굴을 씻습니다. 흐르는 물에 비누를 씻은 후 세면기에 물을 가득 채우고 얼음을 넣습니다. 물이 충분히 차가워지면 얼음을 빼고 세안을 합니다.

그렇게 하면 모공이 한층 수축되어 살결이 곱게 정돈됩니다.

참고로 말씀드리면, 저는 목욕을 할 때도 손을 욕조에 담그지 않습니다.

욕조에 들어갈 때는 팔을 굽힌 채 어깨보다 높이 들어올려서 손이 목욕물에 잠기지 않도록 주의합니다. 설거지를 할 때도 반드시 고무장갑을 사용합니다.

텔레비전 카메라 앞에서 시범을 보일 때 얼굴과 마찬가지로 손도 화면에 크게 잡히기 때문입니다.

물론 카메라 앞에 설 일이 없다면 이 정도로 신경 쓸 필요는 없겠지만 여하튼 뜨거운 물은 그만큼 피부에 좋지 않습니다! 이 사실만은 꼭 기억하기 바랍니다.

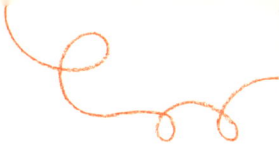

얼굴을
아래위로
북북
씻는다

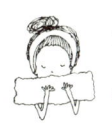 힘을 주고 얼굴을 북북 씻는 사람을 자주 봅니다.
이것은 잔주름을 잔뜩 만드는 지름길입니다.

젊을 때는 주름이 피부 속에 숨어 있다가 40대, 50대가
되면 전부 겉으로 나옵니다!

또한 아래위로 세게 비비면 입의 양쪽에 굵은 팔자주름이
생깁니다.

눈 밑에도 불룩한 지방주머니가 생깁니다.

그야말로 '노안'이 되는 것입니다.

얼굴, 특히 눈가에는 몸과 달리 피부를 지탱하는 뼈가 없

어서 주름이 생기기 쉽습니다.

피부를 관리하려다가 얼굴을 잘못 씻는 바람에 오히려 주름이 생기는 경우가 많으므로 세심한 주의를 기울이기 바랍니다.

아기피부를 만드는 세안법에서는
'무조건 부드러운 손놀림'이 철칙입니다.
갓난아이를 대하듯이
살짝살짝 만지는 것입니다.

나중에 자세히 설명하겠지만 저는 '약지의 첫 번째 마디만'을 사용하는 방법을 추천합니다.

잘못된 세안으로
생기는 트러블

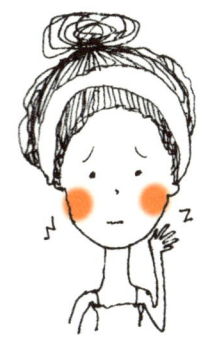

1. 볼터치를 한 듯 볼이 빨개진다.

세안할 때 피부를 두드리거나 문지르면 손에 의한 자극으로 모세혈관이 도드라져 보이기 때문입니다. 빨개진 부분은 건성피부, 즉 완전한 '어른피부'가 되고 맙니다.

2. 눈 밑에 거뭇거뭇한 다크서클이 생긴다.

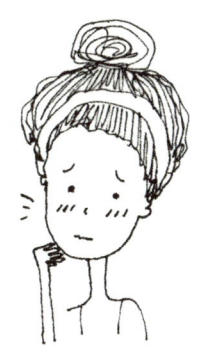

얼굴을 씻을 때 눈가를 세게 문지르면 모세혈관이 파열됩니다. 그 때문에 혈액순환이 원활하지 않아 검은빛을 띠게 된 피가 눈가의 얇은 피부에 비친 것이 바로 다크서클입니다.

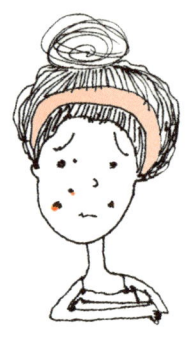

3. 여드름이 나거나 피부가 거칠어진다.

구석구석 깨끗이 씻으려고 해도 머리카락 경계선을 비롯하여 곳곳에 비눗기가 남는 경우가 많습니다. 그러면 피부가 민감해져서 도톨도톨한 여드름이나 뾰루지가 올라오기 쉽습니다.

화장수를
잔뜩
바른다

세안 후, 피부의 건조를 막기 위해 화장수를 손에 가득 덜어 얼굴에 철벅철벅 바른다는 사람이 많습니다. 하지만 잔뜩 바른 화장수는 오히려 피부를 더욱 건조하게 만듭니다. 피부에 미처 스며들지 못한 수분이 증발하면서 바삭바삭한 건성피부로 변하는 것입니다.

화장수를 사용하는 경우에는 수분이 필요 이상으로 많아지지 않도록 적당량을 손에 덜어 부드럽게 발라야 합니다.

그런 다음에 미용 젤이나 크림을 발라서 피부를 보호해야 합니다.

화장수를 피부에 흡수시키기 위해 얼굴을 세게 두드리는 사람도 있지만 이러한 행동은 홍조, 잡티, 눈밑 지방주머니의 원인이 됩니다.

특히 광대뼈처럼 도드라진 부분을 세게 두드리면 염증이 생기기 쉬우므로 조심하기 바랍니다.

**화장수를 가득 머금은 시트 마스크를
너무 오래 사용해도
피부가 건조해집니다.**

물론 화장솜을 사용하여 팩을 할 때도 주의가 필요합니다. 피부에 수분을 주려다가 반대로 피부가 더 건조해지는 경우가 있기 때문입니다.

게다가 아무리 질이 좋은 화장솜을 사용하더라도 섬유가 피부를 자극해 표면에 작은 상처가 생깁니다.

피부는 생각보다 훨씬 민감합니다. 특히 피부가 약한 사람이나 민감성피부를 가진 사람에게는 화장솜 팩을 추천하지 않습니다.

화장솜의 미세한 섬유가 모공을 막아버리는 경우도 생기기 때문에 세심한 주의를 기울여야 합니다.

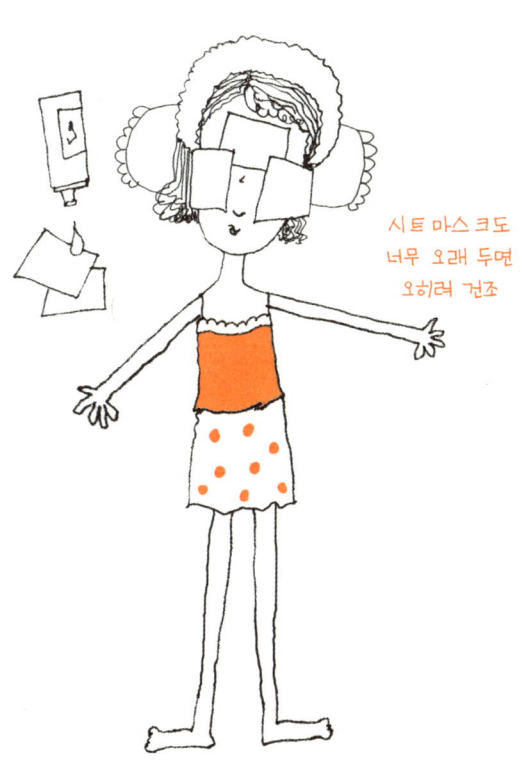

시트 마스크도
너무 오래 두면
오히려 건조

피부에
지나치게
정성을
쏟는다

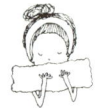

피부에는 '지나친 정성'도 좋지 않습니다.

앞서 말했던 아이돌 그룹 아라시가 진행하는 텔레비전 방송에 '아기피부의 비밀'이라는 주제로 출연했을 때의 일입니다.

함께 출연한 40대 후반의 멋진 여배우는 언뜻 보기에는 매우 고운 피부를 가지고 있었습니다. 하지만 실제로는 세안만 해도 금세 당기는 심한 건성피부였습니다. 1초라도 빨리 화장수를 발라줘야 하는 상태였습니다.

피부 관리실에 다니거나 영양분이 풍부한 화장품을 사용

하는 사람 중에는 이처럼 '감춰진 건성피부'인 경우가 많습니다.

피부에 지나친 정성을 쏟으면
피부가 이를 기억하고
'무언가를 바르지 않으면
안 되는 피부'가 되고 맙니다.

말하자면 천연 보습 성분인 피지막을 자력으로 만들어내지 못하게 되는 것입니다.

그러므로 얼굴을 씻은 후에는 어김없이 건조한 상태가 되어버리는 피부는 전형적인 '어른피부'라고 할 수 있습니다.

또한 피부가 까칠한 사람이나 얼룩덜룩한 사람, 안색이 칙칙한 사람도 화장품을 너무 많이 바르기 때문입니다.

피부 관리에는 '더하기보다 빼기가 중요하다'는 사실을 항상 기억하세요.

저는 일류 화장품 회사에서 근무한 적이 있습니다. 그 경험을 통해 '화장품은 한계가 있다'는 사실을 깨달았습니다.

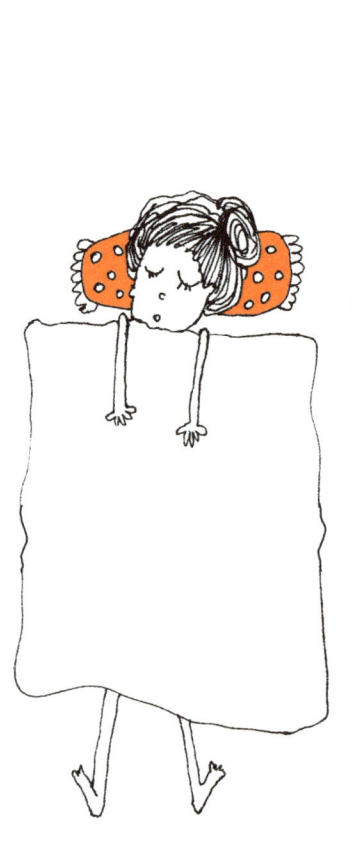

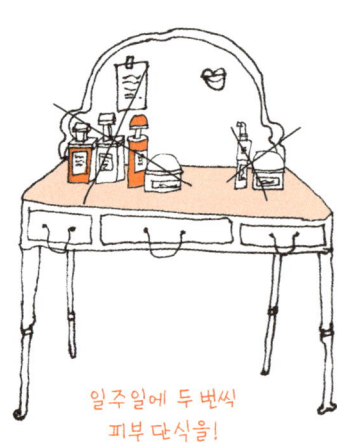

일주일에 두 번씩
피부 단식을!

**'영양을 주는 것보다
재생 능력을 기르는 것이 중요하다'는
뜻입니다.**

피부는 자력으로 회복될 수 있습니다.

지나친 영양 공급은 그러한 '재생 능력'을 약화시키기 때문에 도리어 위험합니다.

**저는 일주일에 두 번 '피부 단식'을
실시하고 있습니다.**

세안 후에 아무런 화장품도 바르지 않고 충분히 잠을 자는 것입니다.

피부 단식을 하면 '재생 능력'이 한층 좋아집니다.

여러분도 부디 '빼기 미용법'으로 피부의 '재생 능력'을 기르기 바랍니다.

얼음을
피부에
직접
갖다댄다

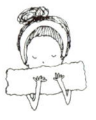 모공을 줄이기 위해 얼음을 직접 피부에 갖다대는 사람이 있습니다.

이것은 매우 위험한 행동입니다.

냉동실에서 얼음을 꺼내 손에 쥐어보면 얼음이 손가락에 붙어서 떨어지지 않는 경우가 있지요?

서둘러 물에 손을 담그고 얼음을 떼어내더라도 손가락은 이미 빨갛게 변해버렸을 것입니다.

이미 가벼운 동상을 입은 것입니다.

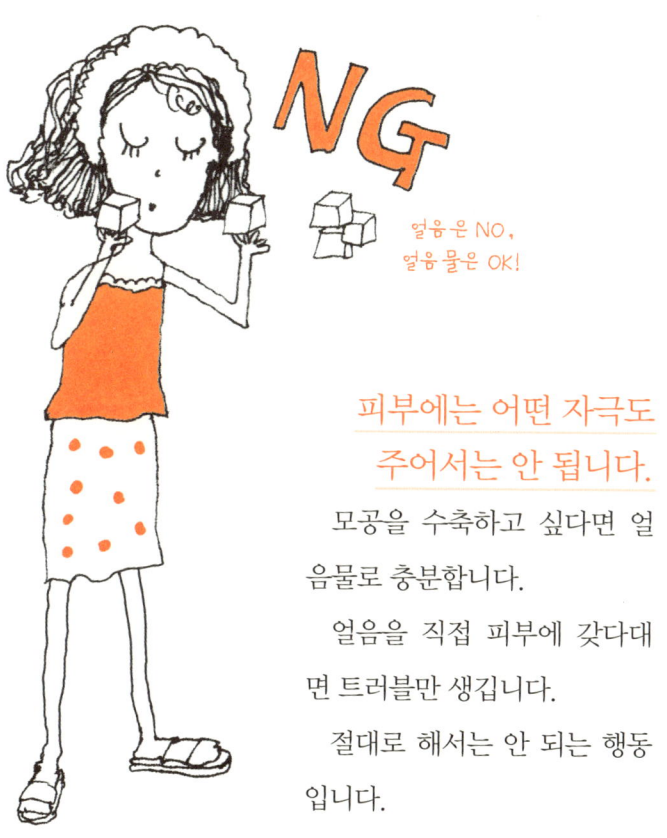

NG

얼음은 NO,
얼음 물은 OK!

피부에는 어떤 자극도
주어서는 안 됩니다.

모공을 수축하고 싶다면 얼음물로 충분합니다.

얼음을 직접 피부에 갖다대면 트러블만 생깁니다.

절대로 해서는 안 되는 행동입니다.

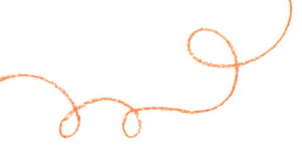

아침과 저녁 똑같은 비누를 사용한다

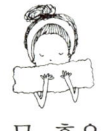 잠에서 방금 깨어난 아침의 피부는 그다지 더럽지 않습니다. 체내에서 배출된 여분의 피지, 땀, 노폐물, 혹은 베개와 이불에서 묻어난 먼지 정도가 붙어 있을 뿐입니다.

그런데도 클렌징 제품을 사용하여 세안하는 사람이 있습니다.

정말 안타깝습니다.

이것은 모처럼 몸 안에서 솟아난 천연 화장품인 '피지막'을 송두리째 제거해버리는 것입니다.

같은 이유로 세정력이 높은 비누를 사용하는 일도 피해야 합니다!

아침에는 아미노산 계열의 부드러운 비누로 거품을 일으켜서 씻으세요.

반대로 저녁의 피부는 화장, 클렌징 제품, 자동차 배기가스와 같은 대기 오염물질, 담배연기, 꽃가루, 모래먼지, 고기를 구울 때의 연기 등, 표현이 좋지는 않지만 온갖 '쓰레기'가 달라붙은 상태가 됩니다.

그러므로 세정효과가 좋은 약알칼리성 비누로 거품을 내서 모공 속에 쌓인 때까지 완전히 씻어내야 합니다.

아침의 피부와 저녁의 피부는 다르다는 사실을 반드시 기억하세요.

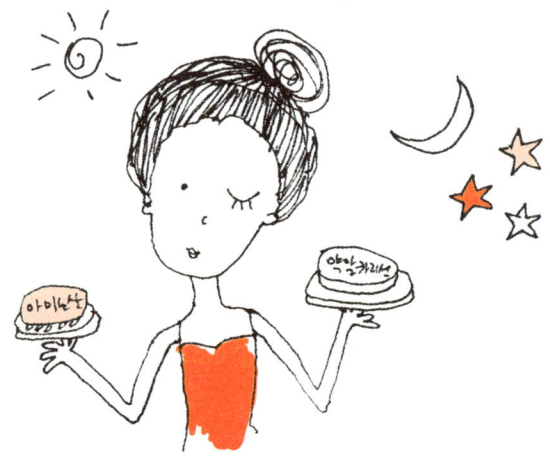

아침에는 부드러운 비누,
저녁에는 강한 비누!

의외로 많은 사람이 저지르는 실수?!
피부 관리의
세 가지 함정

1. 뜨거운 물로 세안한다.

2. 얼음으로 마사지한다.

3. 화장수를 흠뻑 묻힌 화장솜이나 시트 마스크를 얼굴에 댄 채 오랜 시간 내버려둔다.

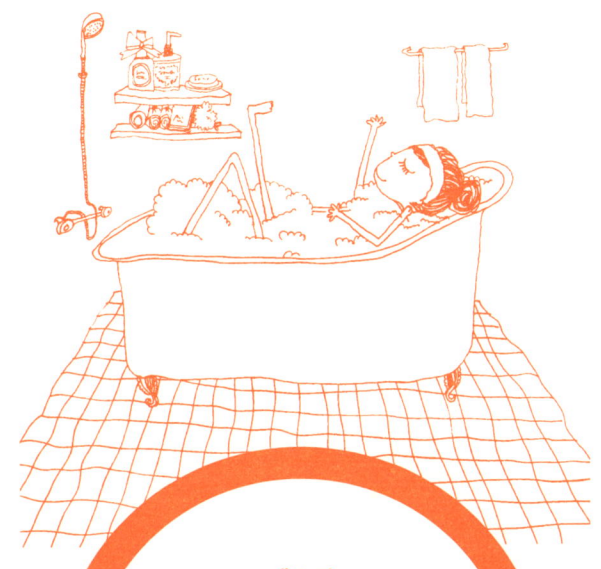

제 3 장

실전 세안 테크닉

★

기적의
아기피부 세안법

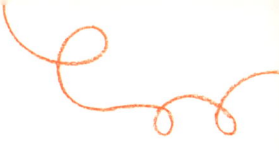

피부가
점점
부드러워지는
아기피부
세안법

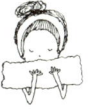 드디어 실천에 옮길 차례입니다.

금세 아기피부가 될 수 있는 세안 테크닉을 지금부터 확실히 익히기 바랍니다. 방법은 매우 간단합니다.

느긋한 자세로 부드럽게 손을 놀릴 것!

생글생글 웃는 얼굴로 세안을 하면 얼굴 근육도 운동이 되므로 일석이조입니다. 저는 이것을 '스마일 세안'이라고 부르는데, 뒷부분에 자세히 설명하겠습니다.

우선 화장을 지우고 얼굴에 물을 적시는 단계부터 시작합니다.

세안
핵심 포인트

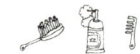

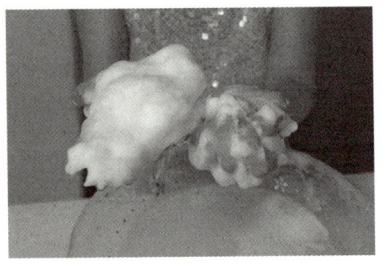

1. 거품을 낸다.

스펀지나 세안용 망을
사용하여 비누 거품을
냅니다. 거품은 야구공
정도의 크기로!

2. 원을 그리듯 칠한다.

거품이 생기면 이마, 양볼,
턱, 콧등에 얹습니다. 그리고
약지의 첫 번째 마디를 사용
하여 1cm 정도의 원을 그리
듯이 빙글빙글 돌리며 부드
럽게 칠합니다.

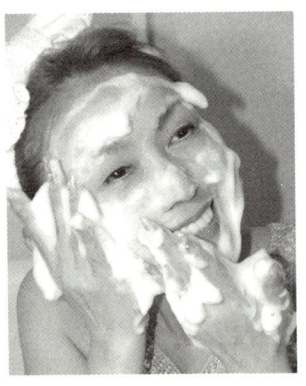

3. 씻어낸다.

헹굴 때도 어디까지나 부드럽게! 얼굴을 반쪽씩 씻는 것이 요령.

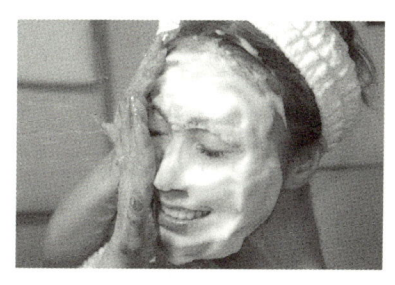

4. 닦는다.

닦을 때는 아기의 몸을 닦듯이 살며시 닦아야 합니다. 수건을 얼굴에 갖다대는 것이 아니라 얼굴을 수건에 갖다대듯이!

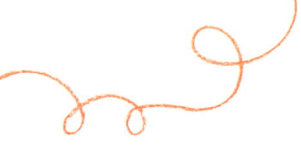

'주먹 - 보자기'로 거품을 만든다

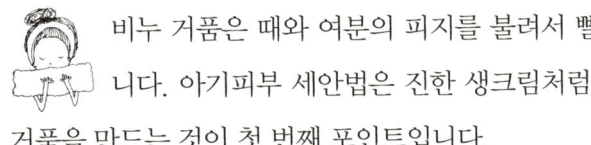

비누 거품은 때와 여분의 피지를 불려서 빨아들입니다. 아기피부 세안법은 진한 생크림처럼 섬세한 거품을 만드는 것이 첫 번째 포인트입니다.

우선 물에 적신 스펀지나 세안용 망에 비누를 묻힙니다. 그리고 물을 조금 더 적신 후 주무릅니다.

'가위바위보'를 할 때처럼 '주먹'으로 스펀지를 쥐고 '보자기'로 스펀지에 공기를 넣습니다. 다른 손으로는 재빠르게 거품을 모아서 스펀지 위에 올려놓습니다.

'주먹-보자기'를 다섯 번 정도 반복하면 거품이 퐁퐁 일어납니다.

① '주먹'으로 스펀지를 쥡니다. 다른 손으로 스펀지를 받치고 넘쳐흐르는 거품을 붙잡습니다!

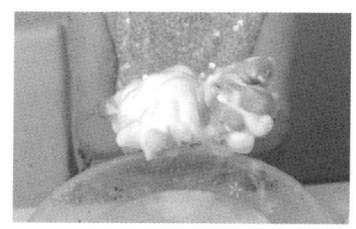

② '보자기'로 스펀지에 공기를 넣습니다. 다른 손으로는 주위에 묻은 거품을 한데 모읍니다.

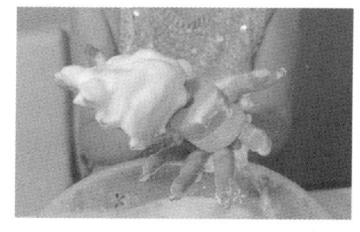

③ 모든 거품을 모아 스펀지 위에 올린 후 지금까지의 과정을 몇 번 더 반복하면 충분한 거품이 완성!

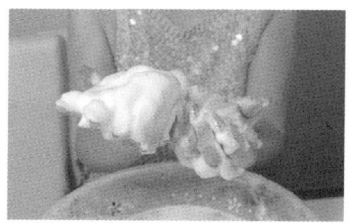

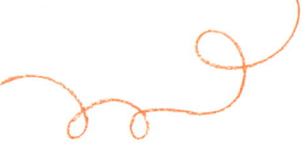

거품을
야구공 크기만큼
모은다

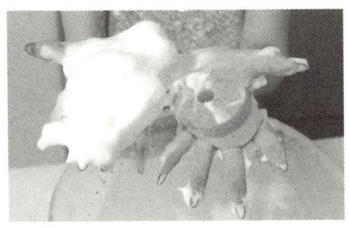

거품은 더러움을 제거하는 동시에 손과 피부의 마찰을 막는 쿠션의 역할을 합니다. 거품은 야구공 크기만큼 만듭니다.

'조금 많은가?'라고 생각할 정도면 적당합니다.

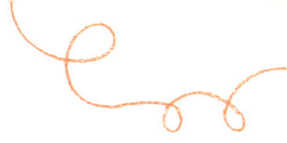

절대로
문지르지
않는다

계속해서 강조하지만 피부는 절대로 문질러서는 안 됩니다.

강하게 눌러도 강하게 잡아당겨도 안 됩니다.

두드리는 것도 좋지 않습니다.

부서지기 쉬운 물건을 만지듯이 조심스럽게 씻는 것이 무사시 리에의 '아기피부 세안법'입니다.

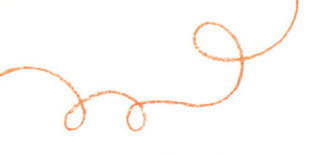

약지로 1cm의
원을 그리듯
거품을
칠한다

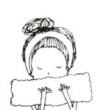

**거품이 만들어지면
얼굴의 다섯 가지 부위에 묻힙니다.**

5가지 부위는 이마, 양쪽 볼, 턱, 콧등입니다.

그리고 약지의 첫 번째 마디를 사용하여 1cm의 원을 그리듯이 빙글빙글 얼굴 전체에 칠합니다.

**약지의 첫 번째 마디는
1cm 이상 크게 움직이지 않아야 합니다.**

약지의 첫 번째 마디를 사용하는 이유는 가장 힘이 약한 손가락이기 때문입니다.

가운뎃손가락이나 집게손가락, 혹은 모든 손가락을 사용하면 지나치게 힘이 들어갑니다. 그 결과 '피부 탄력'이 사라지는 것이지요!

1cm의 원을 그릴 때 '아, 감질나네'라며 성급하게 굴어서는 안 됩니다. 웃는 얼굴로 행복한 기분에 잠기기 바랍니다.

하루를 시작하는 아침이나 잠자리에 들기 전에 '살아 있다는 사실에 감사하는 마음'으로 생글생글 웃으면서 세안을 하면 긍정적인 생각이 들고 부교감신경이 자극되어 마음이 편안해집니다. 따라서 피부가 촉촉해지고 면역력도 향상됩니다.

이처럼 스마일 세안은
정신적인 면에서
고운 피부를 만드는 데 도움이 됩니다.

또한 입꼬리를 올리게 되므로 표정근을 단련하는 효과도 있습니다.

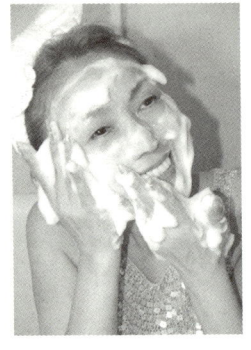

① 이마, 양볼, 턱, 코에 살며시 거품을 얹습니다.

② 약지의 첫 번째 마디만을 사용하여 1cm의 원을 그리듯 빙글빙글!

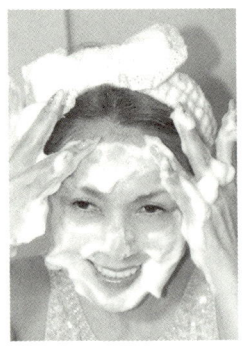

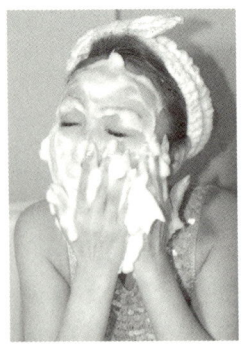

③ 이마 → 볼 → 턱의 순서로 정성스럽게 칠합시다!

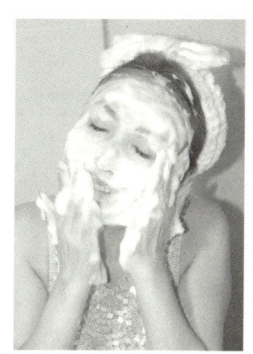

④ 웃는 얼굴로 세안을 하면 주름을
예방하는 얼굴 운동이 됩니다.

- 편집자 주

약지의 첫 번째 마디로 1cm로 원을 그리듯 칠할 때는 사진의 화살표 표시
와 같이 피부 안쪽에서 바깥쪽으로, 근육 방향에 맞추어야 하며 이마→볼
→입주위→코→눈 주위→얼굴 라인 순으로 칠해야 한다. 이때 특히 T존

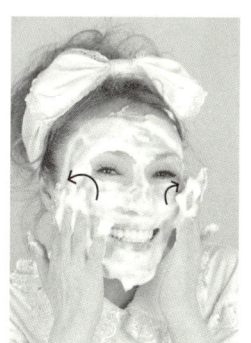

은 노폐물이 잘 떨어지지 않으므로 집중적으
로 해주는 것이 좋다.

언뜻 이러한 조심스러운 세안법이 노폐물을
제거할 수 있을까 의문스러울 수도 있으나
섬세한 비누 거품이 때와 여분의 피지를 불
려서 흡착 작용을 하기 때문에 오히려 기존
의 세안 방식보다 더 깨끗이 노폐물을 제거
할 수 있다.

세안 포인트 5

처짐 방지를 위해
위를 보며
세안 한다

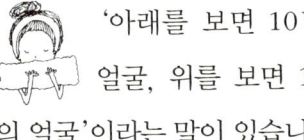 '아래를 보면 10년 후의 얼굴, 위를 보면 10년 전의 얼굴'이라는 말이 있습니다.

기왕이면 위를 보고 피부가 늘어난 상태에서 피부의 근육을 따라 아래에서 위로 손가락을 빙글빙글 돌리면서 세안하기 바랍니다.

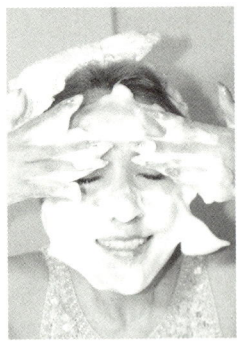

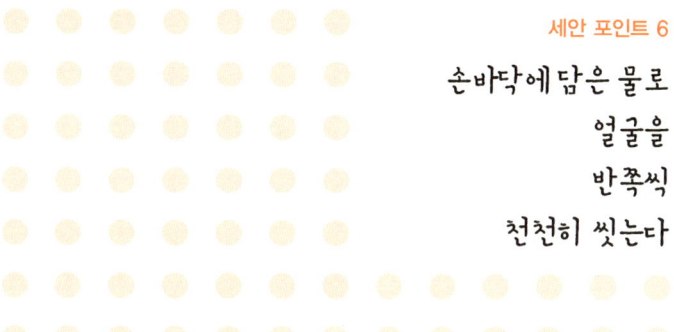

손바닥에 담은 물로
얼굴을
반쪽씩
천천히 씻는다

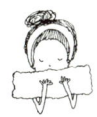 물로 헹굴 때도 1cm씩 씻는다는 느낌으로 씻어야
합니다.

　손바닥에 담은 물로 얼굴을 반쪽씩 부드럽고 천천히 씻는
것이 요령입니다.

크롤, 즉 자유형으로 수영을 하면서
숨을 들이쉴 때처럼 얼굴을 기울여
아래로 오는 얼굴 반쪽에
여러 번 물을 끼얹기 바랍니다.

물을 끼얹는 방향은 중심에서 바깥을 향하도록 합니다.

양손을 모아 물을 뜨고 아래위로 움직이며 어푸어푸 씻어
서는 안 됩니다.

호흡을 멈춰야 하므로 무의식중에 빠른 속도로 벅벅 씻어
버리게 되기 때문입니다.

'아래위로 벅벅'은 잔주름, 팔자주름, 눈가주름의 최대 원
흉입니다!

손이 피부에 닿을락 말락하는 느낌으로 얼굴을 씻어내기 바랍니다.

'상처를 만진다'는 기분으로 씻으면 손놀림이 자연히 부
드러워집니다.

한쪽 얼굴이 끝나면 반대쪽 얼굴을 씻습니다.

'이 정도면 됐겠지'하는 생각이 들어도 아직 멀었으니 좀
더 씻어내야 합니다.

비눗기가 남지 않도록 천천히 정성스럽게 헹구세요.

머리카락 경계선은 특히 세심하게!

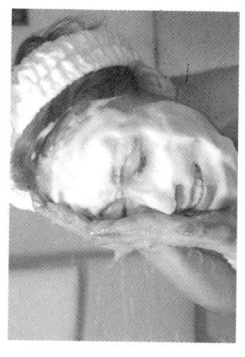

① 씻어낼 때도 얼굴 반쪽씩 부드럽게 헹굽니다.

② 손이 닿을락 말락 부드럽게!

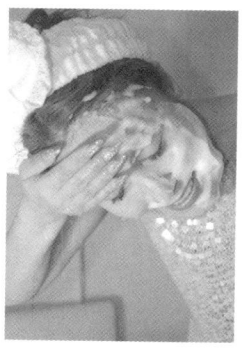

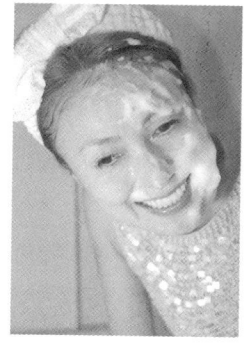

③ 한쪽 얼굴이 끝나면 반대쪽 얼굴을 씻습니다.

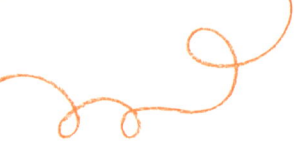

세안 포인트 7

수건에 얼굴을
갖다대듯이
닦는다

**얼굴을 닦을 때는
수건을 얼굴에 갖다대는 것이 아니라
얼굴을 수건에 갖다대듯이 닦습니다.**

　수건으로 단숨에 쓱싹 닦아버리는 것은 주름을 비롯해 많은 피부 트러블의 원인입니다. 모처럼 시간을 들여 부드럽고 정성스럽게 세안한 노력이 모조리 헛수고가 되고 맙니다.

　수건으로 물기를 없앨 때도 '수건이 얼굴에 닿을락 말락' 하는 느낌으로 무조건 부드럽게 닦기 바랍니다.

이마, 코, 눈, 뺨, 입가, 머리카락 경계선, 턱 주변 등 부위별로 정성스럽게 닦아냅니다.

얼굴을 씻을 때와 마찬가지로 위를 보고, 피부가 늘어난 상태에서, 생글생글 웃으면서 아기의 몸을 닦듯이 살며시 닦아냅니다! 아무쪼록 피부는 닦을 때도 주의해야 합니다.

또한 수건은 얼굴용과 몸용으로 구분하여 사용해야 합니다. 얼굴용 수건으로는 가능한 한 부드러운 소재를 선택하세요.

물기도 완전히 닦아내기 바랍니다.

물기가 남으면 피부가 건조해집니다. 특히 눈가는 주름이 생기기 쉽습니다.

또한 수건에 세제, 표백제, 유연제가 남지 않도록 주의해야 합니다.

수건에 남은 화학물질은 더러움을 제거한 깨끗한 피부를 자극하여 알레르기를 일으키기도 하니까요.

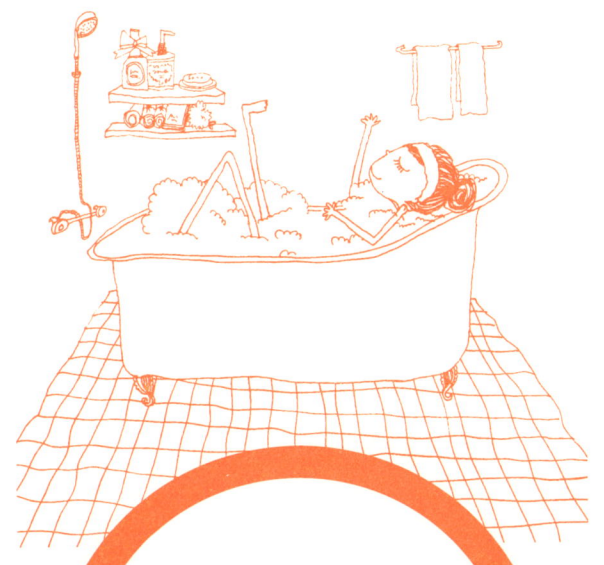

제 4 장

피부 트러블 대처법

★

당신의
피부 고민은?

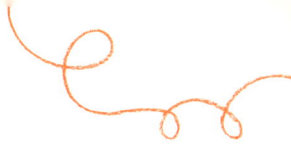

눈에 띄는 모공을 없애고 싶다

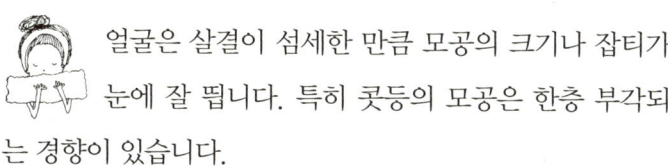

얼굴은 살결이 섬세한 만큼 모공의 크기나 잡티가 눈에 잘 띕니다. 특히 콧등의 모공은 한층 부각되는 경향이 있습니다.

모공의 때는 너무 많이 분비된 피지와 낡은 각질, 노폐물, 땀이 섞여서 쌓인 것입니다. 피지는 시간이 흐르면 산화되어 과산화지질이라는 물질로 변합니다. 이것이 모공을 막고 있는 검은 덩어리, 바로 블랙헤드의 정체입니다.

모공에 때가 쌓인 채로 자외선을 쐬면 멜라닌 색소가 더 많이 분비되어 잡티가 생기므로 주의하세요!

모공 없는 피부를 위한
세 가지 약속

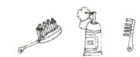

1. 기름기 많은 음식은 먹지 않는다.

기름기 많은 음식을 좋아하나요?

하지만 피지가 분비되는 양이 많을수록 모공이 커지므로 튀
긴 음식이나 과자처럼 지방이 많은 음식은 가능한 한 피해
야 합니다.

2. 청결은 기본 중의 기본.

모공을 깨끗이 청소하기 위해서는 앞서 소개한 세안법으로
매일 얼굴을 씻어야 합니다. 바른 세안으로 피부를 청결하
게 유지합시다.

3. 마지막에는 얼음물로 모공을 수축시킨다.

세안의 마지막 단계에서 얼음물로 얼굴을 헹구면 모공이 꽉
조여집니다.

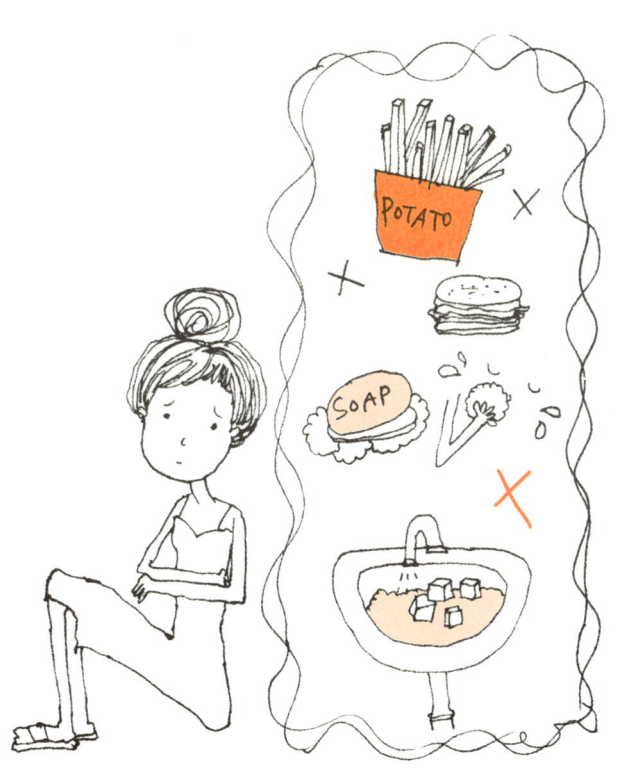

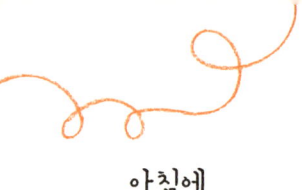

**아침에
일어나면
눈이
퉁퉁 붓는다**

 술을 마신 다음날이나 잠이 부족한 날에 거울을 보면 눈이 퉁퉁 부어 있어서 깜짝 놀라곤 합니다. 심하면 인상이 달라질 정도입니다.

하지만 안심하셔도 됩니다.

간수(소금 결정 자체에서 빠져 나오는 짜고 쓴 물—역주)를 넣은 차가운 물에 숟가락을 집어넣었다가 꺼내서 눈꺼풀에 올려두면 부기를 간단히 잠재울 수 있습니다.

물에 간수를 넣는 이유는 간수에 함유된 풍부한 미네랄 성분이 피부를 촉촉하게 만들기 때문입니다.

우리 몸은 차가워진 눈꺼풀을 원래의 온도로 회복시키려고 합니다. 그때의 발열 작용으로 부기를 제거하는 것입니다.

부은 눈
순식간에 가라앉히기

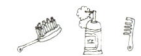

1. 컵, 숟가락, 간수, 물을 준비한다.

크기가 큰 숟가락을 사용합니다.

2. 숟가락을 차게 만든다.

컵에 차가운 물과 간수를 넣은 다음, 숟가락을 담가 차게 만듭니다.

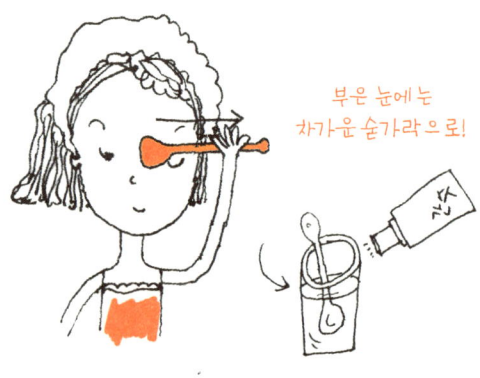

부은 눈에 눈
차가운 숟가락으로!

3. 눈꺼풀 위에 숟가락을 댄다.

차가워진 숟가락의 볼록한 면을 사용하여 눈앞머리에서 눈
초리 방향으로 눈꺼풀을 살며시 누릅니다.

4. 반대쪽 눈꺼풀도 차게 만든다.

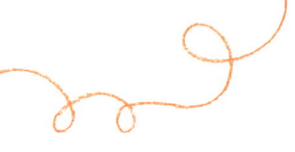

여드름을
치료하고
싶다

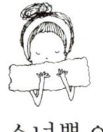 뺨에 볼록하게 솟아난 커다란 여드름. 모두의 시선이 집중되는 느낌이 들어 신경이 쓰입니다. 사춘기 소녀뿐 아니라 사회인이 된 여성도 여드름으로 고민하는 경우가 많습니다.

이러한 '성인 여드름'의 가장 큰 원인으로는 호르몬 불균형을 꼽을 수 있습니다.

'뇌는 내장의 거울'이라는 말이 있지요. 식사시간과 수면시간을 비롯한 생활습관 전반을 다시 한 번 점검해보기 바랍니다.

직접적으로 여드름을 치료하기 위해서는 피부를 청결하게 하는 방법이 가장 효과적입니다. 다만 잘못된 세안법으로 씻으면 오히려 여드름이 악화되는 경우도 있으므로 주의해야 합니다.

자국 없이
여드름을 깨끗이 치료하는
세안법

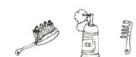

1. 피부를 문지르지 않는다.

특히 여드름이 난 부분은 자극을 주지 않도록 살며시 거품으로 씻기 바랍니다.

2. 얼굴선까지 꼼꼼히 씻는다.

헤어핀이나 헤어밴드를 사용하여 얼굴에 닿는 머리카락을 깔끔하게 올리고 머리카락 경계선에 있는 모근까지 씻는다는 느낌으로 구석구석 씻습니다. 턱밑도 놓치지 말고 꼼꼼하게 씻기 바랍니다. 그리고 비눗기가 남지 않도록 충분히 헹굽니다.

3. 수건은 항상 청결하게!

세균이 번식하면 여드름이 악화됩니다. 따라서 여드름이 있는 사람은 가족들과 수건을 나누어 쓰거나 며칠이나 한 수

건을 사용해서는 안 됩니다! 항상 깨끗한 수건으로 얼굴을
닦아야 합니다! 반드시 지켜주세요.

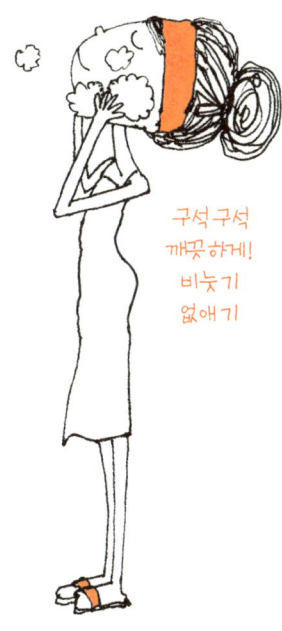

구석 구석
깨끗하게!
비눗기
없애기

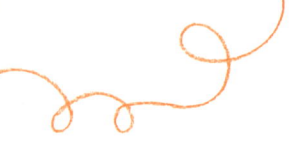

등에 난
여드름이
신경 쓰인다

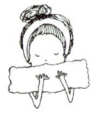 등은 바람이 잘 통하지 않아서 피지가 쉽게 쌓이고 여드름도 자주 생기는 부위입니다.

따라서 등도 얼굴과 마찬가지로 비누 거품을 충분히 낸 다음, 문지르지 말고 부드럽게 씻어야 합니다.

목욕 수건에 거품을 묻혀서 씻는 방법도 좋지만, 제 경우에는 손을 사용합니다.

처음에는 손이 닿지 않더라도 스트레칭이라고 생각하고 습관을 들이면 손으로도 꼼꼼히 씻을 수 있게 됩니다.

욕조에서 나와 수건으로 몸을 닦을 때도 문지르지 말 것!

피부에 부담이 가지 않도록 물기를 살짝 걷어내는 느낌으로 수건을 피부에 대고 살포시 누르기 바랍니다.

등에 여드름이 생기는
원인은?

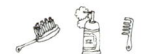

1. 덜 씻겨나간 샴푸나 린스

샴푸가 원인이 되어 등에 여드름이 나는 경우도 있습니다.

그러니 머리를 먼저 감은 다음 몸을 씻기 바랍니다.

샴푸가 피부에 닿아도 여러 가지 피부 트러블이 생기므로

주의해야 합니다.

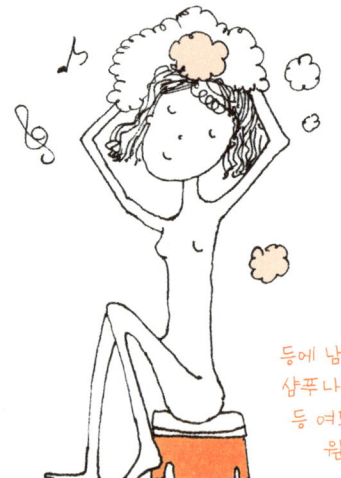

긴 머리카락도 등에 자극을 줄 수 있습니다. 머리카락은 되도록 피부에 닿지 않는 편이 좋습니다.

등에 남아 있는
샴푸나 린스도
등 여드름의
원인

2. 이불이나 시트, 잠옷의 더러움

이불이나 시트, 잠옷이 더러울 때도 여드름이 쉽게 생깁니다. 날씨 좋은 날에 이불을 널고 햇볕에 말려서 소독을 하면 좋습니다.

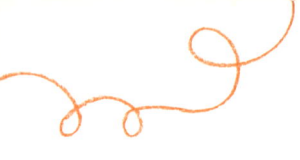

눈 밑에
시커먼 얼룩이
생겼다

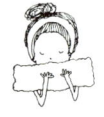 진한 눈 화장을 하고도 평소 쓰던 클렌징 제품을
사용하여 세안하나요?

클렌징 제품에 녹은 화장품 찌꺼기가 눈가로 번져 모공에
남기라도 하면 큰일이 납니다. 다음날 햇볕을 쬐면 모조리
잡티가 되어버리기 때문입니다.

눈 화장은 전용 리무버로 확실히 지우기 바랍니다.

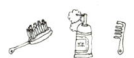

잡티가 생기는
다섯 가지 원인은?

1. 자외선

햇볕은 잡티의 최대 원인!

'철저한 방어'야말로 가장 기본적인 자외선 대책입니다.

2. 호르몬 불균형

광대뼈 부근이나 코밑, 혹은 이마에 생기는 잡티.

임신을 했거나 약을 복용 중이거나 갱년기 장애를 겪고 있

을 때 생기기 쉽습니다.

3. 피부 염증

화장독, 여드름 자국, 화상, 면도칼 독 등 '피부의 상처'가

원인이 됩니다.

4. 내장 트러블

간 기능이나 신장 기능이 약할 때 생기는 잡티.
미간이나 볼 바깥쪽에 생깁니다. 짚이는 바가 있다면 얼른
병원으로.

5. 자율신경 혼란

스트레스로 인해 자율신경이 흐트러졌을 때 생기기 쉬운 잡
티. 주로 입가에 생깁니다.

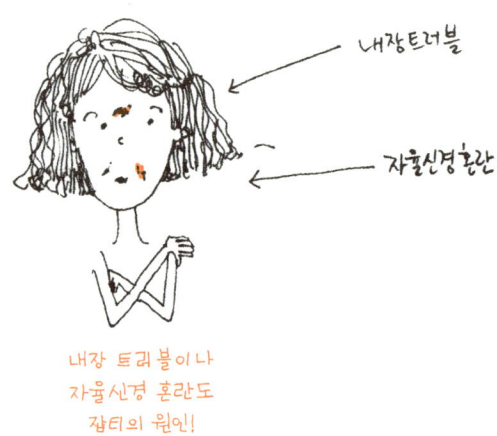

내장 트러블이나
자율신경 혼란도
잡티의 원인!

피부가
상했다는 말을
들었다

피부가 상하게 되는 원인에는 여러 가지가 있습니다. 미처 씻기지 않은 더러움이나 원활하지 않은 혈액순환, 담배, 알코올, 자외선의 영향 등등.

그 중에서도 가장 치명적인 요인이 바로 스트레스입니다.

스트레스가 잔뜩 쌓여서 좀처럼 극복하기 힘든 상태가 되면 체내에 '활성산소'가 생겨납니다.

본래 활성산소는 체내에 침입한 세균을 공격하고 몸을 지키는 역할을 담당합니다. 하지만 너무 많아지면 정상적인 세포나 조직까지 공격하여 해를 입힙니다.

그 결과 피부의 노화가 진행되고 면역력이 저하되어 피부가 칙칙해지거나 여드름이 악화됩니다.

"피부가 상했구나"라는 말을 들었다면 피부 관리에만 신경 쓸 것이 아니라 스트레스에도 관심을 가지고 그 원인이 무엇인지 정확히 분석해야 합니다.

그리고 스트레스를 해소하기 위한 대책을 세워야 합니다.

비타민C나 비타민E, 비타민A를 적당량 섭취하면 항산화 작용을 통해 활성산소의 발생을 억제하고 피부를 보호하는 데 도움이 됩니다.

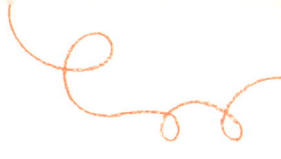

햇볕에
탄 피부,
어떻게 하면
좋을까?

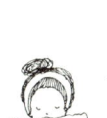 햇볕이 강한 날에 아무런 준비도 없이 집 밖에 나
가서 긴 시간을 보내고 말았다!

어떡하지? 햇볕에 탄 부위가 새빨개졌어!

이럴 때는 지금부터 제가 소개하는 '긴급처치'를 실시해
보면 어떨까요?

다만 햇볕에 화상을 입을 수도 있기 때문에 심하게 아프
고 쓰라리다면 빨리 피부과에 가서 치료를 받는 편이 좋습
니다.

햇볕에 탔을 때의
긴급처치

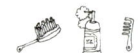

1. 얼음물 + 간수

세안을 한 후에 간수를 넣은 얼음물로 피부를 헹굽니다.

2. 미용 젤

미용 젤이나 크림을 바른 다음 욕조에 몸을 담그고 느긋하

게 30분 정도 반신욕을 합니다.

3. 얼음물 + 간수

목욕이 끝나면 다시 한 번 간수를 넣은 얼음물로 얼굴을 헹

궈냅니다.

4. 미용 젤

마지막으로 미용 젤이나 크림을 다시 바르고 잠을 푹 잡니다. 다음날 아침이 되면 피부가 감쪽같이 원상태로 되돌아옵니다. 여러분도 햇볕에 탔을 때 시도해보세요.

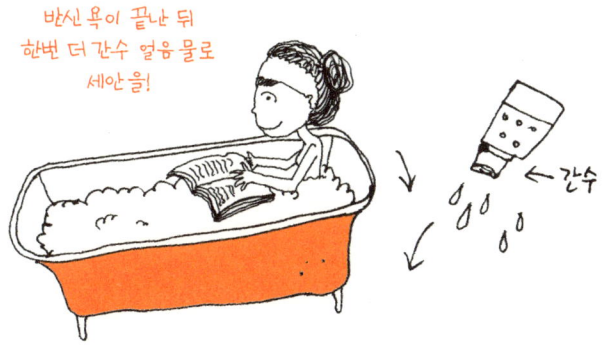

반신욕이 끝난 뒤
한번 더 간수 얼음 물로
세안을!

← 간수

좀처럼
낫지 않는
아토피,
좋은
관리법은?

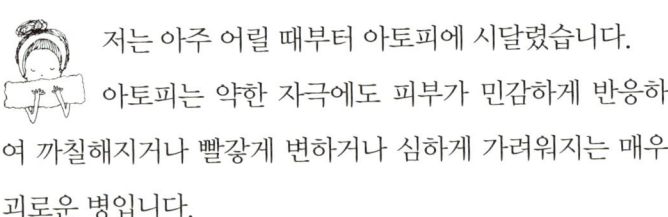

저는 아주 어릴 때부터 아토피에 시달렸습니다.

아토피는 약한 자극에도 피부가 민감하게 반응하여 까칠해지거나 빨갛게 변하거나 심하게 가려워지는 매우 괴로운 병입니다.

지금부터 제가 실제로 시도해본 후 뛰어난 효과를 얻었던 방법을 소개하겠습니다.

간수를 넣은 얼음물로 얼굴을 씻는 방법입니다. 간수에는 살균 효과가 있기 때문입니다.

간수는 살균 작용을 할 뿐 아니라 천연 미네랄 성분이 풍

부해서 피부의 건조를 방지하는 작용도 합니다.

　개인차는 있겠지만 끈기 있게 계속하면 반드시 효과가 나
타날 것입니다.

괴로운 아토피,
이렇게 관리하자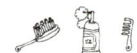

1. 얼음, 간수, 물을 준비한다.

물에 얼음과 간수를 넣습니다.

2. 오른쪽으로 젓는다.

물을 오른쪽으로 젓는 이유는 동양의학의 음양론에서 말하는 '양'의 에너지를 물에 불어넣기 위해서입니다.

3. 얼음을 꺼낸다.

얼음이 있으면 피부에 자극이 갑니다.

4. 얼음물로 헹군다.

이때도 '크롤 세안'으로 얼굴 반쪽씩 정성스럽게!

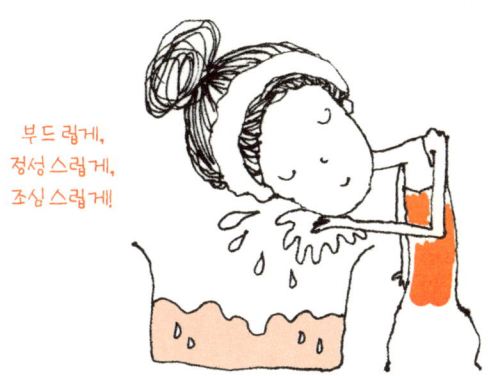

부드럽게,
정성 스럽게,
조심 스럽게!

아토피가 있는 사람은 평소에 물을 많이 마시기 바랍니다.
다만 차가운 물은 위장에 부담이 가기 때문에 반드시 상온
의 물을 마시도록 합시다.

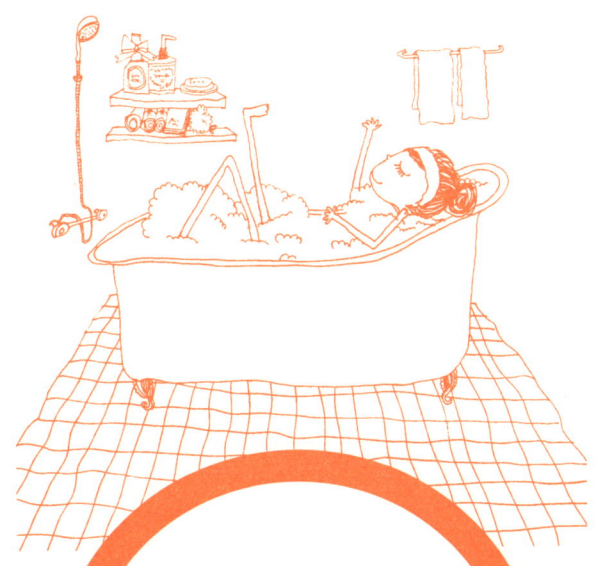

제 5 장

피부와 몸, 마음을 위한 생활습관

★

아름다움을 위해
지켜야 할 것들

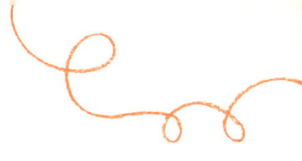

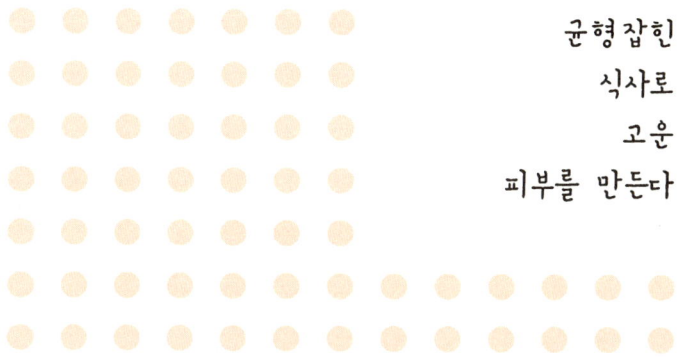

균형 잡힌
식사로
고운
피부를 만든다

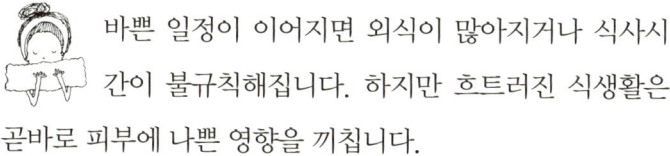 바쁜 일정이 이어지면 외식이 많아지거나 식사시간이 불규칙해집니다. 하지만 흐트러진 식생활은 곧바로 피부에 나쁜 영향을 끼칩니다.

또한 하루 세 끼 꼬박꼬박 식사를 하고 있다고 해서 안심해서는 안 됩니다. 어떤 식사를 하고 있느냐가 더 중요합니다. 균형 잡힌 식사는 고운 피부만이 아니라 건강한 신체의 기본이 됩니다.

최근 피부 상태가 좋지 않다고 느끼는 사람이라면 식생활에 문제가 있지 않은지 다시 한 번 살펴보기 바랍니다.

건강하고 아름다운 피부를 유지하기 위해서는 우선 식생활을 바로잡아야 합니다.

저는 편식하지 않으려고 하루에 30가지의 음식을 먹기 위해 노력합니다.

매일 영양을 골고루 섭취하는 것이
고운 피부를 만드는 비결입니다.

고운 피부를
만드는 음식

1. 잡티를 없애고 싶다.

- 몸을 따뜻하게 하는 음식 : 생강, 당근, 호두, 우엉, 현미 등
- 혈액순환을 원활하게 하는 음식 : 양파, 검은콩, 생강, 마늘, 당근 등
- 스트레스를 해소하는 음식 : 박하, 차조기, 염교, 구기자 열매 등

2. 주름을 예방하고 싶다.

- 호박, 달걀, 족발, 간, 양고기, 목이버섯 등

3. 처짐을 개선하고 싶다.

- 현미, 콩류, 우유, 호두, 버섯, 어류, 간, 참깨 등

4. 건조함을 막고 싶다.

- 참깨, 우유, 과일, 콩 제품, 해초, 오이 등

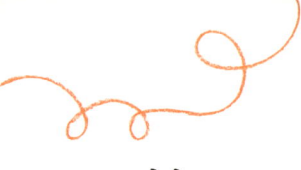

치아,
피부처럼
관리하라

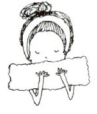 "리에 씨는 할리우드 스마일이 멋있네요."

"할리우드 스마일이 뭐죠?"

"위쪽의 앞니가 전부 보이고 입꼬리가 올라가는 미소를 할리우드 스마일이라고 해요. 동양인은 좀처럼 지을 수 없는 미소죠!"

얼마 전 어느 여배우와 나눈 대화입니다.

생각지도 못한 칭찬에 고맙기도 하고 왠지 쑥스럽기도 했습니다.

다만 '그렇게 이가 많이 보인다면 깨끗해야 해!'라는 생각이 들어 새삼스레 칫솔질에 더욱 신경을 쓰게 되었습니다.

저는 이를 닦을 때
연필을 쥐듯이 칫솔을 잡습니다.

칫솔의 자루를 손바닥으로 감싸쥐고 이를 닦으면 힘이 지나치게 들어가서 잇몸에 부담이 가거나 상처를 낼 위험이 있습니다.

그러므로 연필을 쥐듯이 칫솔을 잡고 치아 하나하나를 부드러우면서도 꼼꼼하게 닦기 위해 노력하고 있습니다.

또한 식사를 마친 후 치약이 아니라 '소금'을 사용하여 이를 닦습니다.

얼마 전에는 치과의사에게 검진을 받고 '칫솔질이 바르다'는 평가도 받았습니다.

여러분도 치과에 가서 검진을 받아보기 바랍니다.

치아가 깨끗하면 더욱 아름다워질 수 있습니다.

피부와 마찬가지로 치아에도 관심을 가지기 바랍니다.

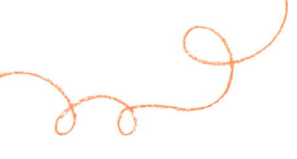

피부의 적,
자외선
차단하기

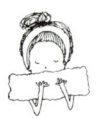 자외선은 고운 피부의 '천적'입니다.

허벅지 안쪽이나 엉덩이와 같이 자외선을 거의 받지 않는 부위와 비교해보면 실감할 수 있습니다.

이 부위의 피부 상태는 젊은 사람이나 나이가 많은 사람이나 그리 다르지 않습니다.

자외선은 그만큼 피부에 커다란 영향을 끼치고 있습니다.

'광 노화'라는 말이 있을 정도입니다. 자외선에 겨우 몇 분 간 노출되는 것만으로도 피부는 타격을 받습니다.

자외선을 계속 받다보면 결국 잡티와 주름이 생기고 탄력을 잃고 맙니다.

**자외선을 제대로 차단하는 것이
동안을 유지하는 열쇠입니다.**

자외선을 막는 데 도움이 되는 것이 바로 '자외선 차단제'입니다.

항상 곁에 두고 잠깐이라도 외출을 할 때는 부지런히 바르도록 합시다.

파운데이션도 자외선이 차단되는 제품을 선택하기 바랍니다.

양산이나 모자, 장갑, 긴소매 셔츠 등 쓸 수 있는 것은 전부 이용해도 좋습니다.

참고로 저는 모자를 매우 좋아합니다. 세상에 하나밖에 없는 맞춤 모자도 여러 개 가지고 있습니다. 태양이나 조명에서 나오는 자외선으로부터 피부를 지키기 위해 자동차 안이나 실내에서 모자를 쓰는 경우도 많습니다.

모자를 이용해서 멋도 내고 자외선도 철저히 차단합시다.

꽃가루
알레르기는
몸이 보내는
SOS 신호!

꽃가루가 날리는 계절에 외출했다가 집으로 돌아오면 피부에 묻은 꽃가루를 깨끗이 씻어내야 합니다. 그런데 한 가지 주의할 것은 피부에 묻은 꽃가루가 일으키는 알레르기보다 꽃가루를 털어내느라 눈을 비비거나 코를 푸는 행동이 가져오는 피해가 더 크다는 것입니다.

눈을 자주 비비면 눈 밑에 잔주름이 잔뜩 생기고 맙니다. 또한 코를 자주 풀면 코 주변의 피부가 헐어버립니다.

따라서 눈을 비비거나 코를 푸는 버릇이 있다면 세안 후에 얼음물로 얼굴을 헹구기 바랍니다.

코를 풀 때도 휴지를 사용하지 말고 가능한 한 물로 씻어 내면 피부가 벗겨지는 것을 방지할 수 있습니다.

생활습관에 문제가 있으면 꽃가루 알레르기에 쉽게 걸린 다고 합니다.

인스턴트나 패스트푸드, 과자를 즐겨 먹는 사람은 면역성 이 떨어지므로 조심해야 합니다. 이러한 음식에는 몸에 해 로운 첨가물이 많습니다. 고기와 같은 단백질을 지나치게 섭취하는 사람도 외부 자극에 취약한 알레르기 체질이 되고 맙니다.

수면부족이나 불규칙한 생활도 마찬가지입니다. 그래서 야근이 잦은 사람은 자율신경이 흐트러져 면역기능이 정상 적으로 움직이지 않으므로 알레르기에 쉽게 걸립니다.

자신이 꽃가루 알레르기에 걸리기 쉬운 생활습관을 가지 고 있지 않은지 다시 한번 점검해보기 바랍니다. 그리고 규 칙적인 생활과 균형 잡힌 식사를 하며 꽃가루 알레르기를 이겨낼 수 있는 예방과 대책을 찾읍시다.

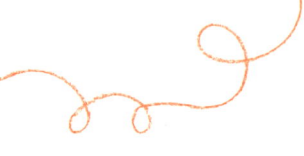

갱년기를
극복하는
스마일 세안

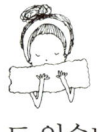 "갱년기가 별거야?"라고 말하는 사람도 있지만 병원에 입원할 정도로 심각한 증상을 경험하는 사람도 있습니다.

저는 40대 초반부터 갱년기 장애에 시달렸습니다.

일이 바쁜 탓에 수면시간이 줄고 스트레스도 쌓인데다 식생활마저 흐트러지자 갱년기 증상이 나타났습니다.

처음에는 대수롭지 않게 여겼지만 온몸이 저리고 움직임이 둔해질 뿐 아니라 갑자기 땀이 흐르기도 하고 불안해했다가 슬퍼했다가 이유도 없이 괴로워 하기도 했습니다. 결국 스트레스로 눈까지 보이지 않게 되어 수개월간 병원에 입원하기에 이르렀습니다.

정말 힘겨운 시간이었습니다.

갱년기 장애란 여성 호르몬의 분비가 줄어들어 몸에 이상이 나타나는 상태를 말합니다.

안면홍조, 상기, 발한, 불면증, 두통, 우울증 등 증상은 다양합니다.

피부가 엉망이 되는 경우도 있습니다.

따라서 갱년기를 겪고 있는 사람이라면 이 책에 소개된 세안법으로 꾸준히 피부를 관리하기 바랍니다.

특히 아침저녁으로 스마일 세안을 하면 기분이 좋아지고 피부도 촉촉해집니다.

갱년기는 너무나 괴로운 시기입니다. 하지만 그 고난을 이겨내면 반드시 맑게 갠 날이 찾아옵니다!

저도 갱년기를 극복했고 지금은 멀쩡합니다.

어떤 병이든 마음과 관련이 있습니다.

그러므로 모든 일을 긍정적으로 보고 자신을 더욱 소중히 여기기 바랍니다.

부정적인 사고방식을 가진 사람과 만나면 좋지 않은 영향을 받게 되므로 긍정적인 사고방식을 가진 사람과 만나기 위해 노력합시다.

또한 하루하루 감사하고 반성하면서 삶의 기쁨을 누려봅시다!

작은 일에 감동하고 그 감동을 가족이나 친구에게 전하기 바랍니다.

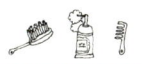

갱년기를
극복하기 위한 음식

1. 올리브 오일은 콜레스테롤을 줄여줍니다.

2. 참깨는 비타민B1, 비타민B2, 칼슘, 철, 칼륨이 풍부하
   게 함유된 건강식품입니다.

3. 마늘, 콩, 고추, 닭 가슴살, 돼지고기, 소 등심살, 간을
   골고루 섭취하기 바랍니다.

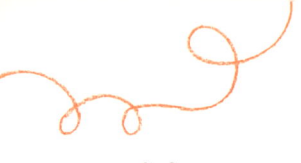

매일
한 번씩
자신을
칭찬 하라

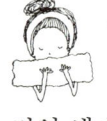 자신을 칭찬하면 점점 예뻐지고 젊어지고 행복해
집니다. 그 이유를 대체의학 박사인 에모토 마사루
씨의 세계적인 베스트셀러 《물은 답을 알고 있다》에서 찾을
수 있습니다. 저에게 큰 감동을 안겨준 책입니다.

에모토 씨에 따르면 물은 문자와 언어, 음악, 사진에 반응하
여 각각의 성질에 따라 독특한 결정을 만들어낸다고 합니다.

물이 '파동'을 간파하기 때문입니다.

에모토 박사는 두 개의 컵에 물을 담고 한쪽에는 '고마
워'라고 쓴 종이를, 다른 한쪽에는 '더러워'라고 쓴 종이를

붙인 채 변화를 지켜보았습니다.

그러자 '고마워'라고 적힌 컵에 담긴 물은 결정이 매우 깨끗해졌습니다.

반면에 '더러워'라고 적힌 컵에 담긴 물은 결정이 산산조각 나는 바람에 관찰하기도 힘들 정도가 되었습니다.

물은 '파동'에 공명합니다. 이것이 핵심입니다.

우리 몸도 70퍼센트가 물로 이루어져 있습니다. 그러므로 자신을 칭찬하고 소중히 여기면 한층 더 아름다워지지 않을까요?

매일 '즐거워', '기뻐'라고 생각하면 피도 깨끗해집니다.

저는 생글생글 웃는 얼굴로 "고마워"라고 말하면서 세안을 합니다.

집에 있는 물통에는 물에 대한 감사의 마음과 바람을 담아서 '감사·건강·행복'이라고 적은 종이를 붙여두었습니다.

고마워, 예뻐, 멋져, 귀여워, 오늘도 활기차구나!

이렇게 자꾸만 자신에게 힘을 북돋아주어 더욱 아름다워집시다.

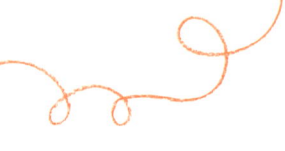

미소가
동안을
만든다

사람의 얼굴이 매일 같을 리는 없습니다.

몸 상태가 나쁘거나 걱정거리가 쌓이면 노안이 됩니다.

바쁘고 여유 없는 하루하루를 보내는 사람이라면 피곤한 얼굴이 됩니다.

불만이나 분노가 가득 쌓이면 미간에 세로 주름이 깊이 파여 언짢은 얼굴이 됩니다.

반대로 항상 활기차게 생활하는 사람은 밝고 즐거운 얼굴을 하고 있습니다.

누구에게나 하루는 24시간입니다.

기왕이면 즐겁게 웃으며 살고 싶습니다.

언젠가 텔레비전을 보다가 감동적인 말을 들었습니다.

'행복해서 웃는 것이 아니라
웃으니까 행복하다.'

행복이란 소소한 즐거움이 모여서 이루어진다고 생각합니다.

세상에는 괴로운 일이나 고통스러운 일도 많지만 항상 웃음이 끊이지 않는 생활을 하면 누구나 행복해질 수 있습니다.

피부와 마음, 몸을 모두 소중히 하여 멋진 100만 불짜리 미소를 쟁취하기 바랍니다.

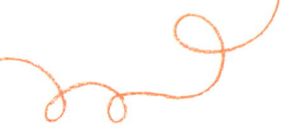

숙면은
최고의
피부 관리사

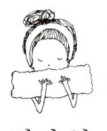 여러분은 숙면을 취하고 있나요?

잠이 부족한 날에 거울을 보면 칙칙한 피부가 눈에 띄지 않나요?

'잠'은 피부를 위한 최고의 보약입니다.

반대로 수면부족은 피부에 매우 해롭습니다.

취침 후 세 시간 동안, 게다가 오후 10시부터 오전 2시까지만 체내에 성장 호르몬이 분비되어 '피부와 근육의 세포 조직을 회복'시키고 '에너지와 영양물질을 보충'합니다.

하지만 밤샘으로 인해 수면 리듬이 깨지면 성장 호르몬이 제대로 분비되지 않습니다.

피부가 회복되기는커녕 피로가 잔뜩 쌓인 채로 다음날 아침을 맞이하게 됩니다.

그러므로 아무리 바빠도
잠은 충분히 자야 합니다.
또한 자기 전 가벼운 운동을 해서
깊고 질 좋은 잠을 유도하는 것도 좋습니다.

저도 잠자리에 들기 전에 반드시 스트레칭과 물구나무서기, 발가락 가위바위보 체조를 합니다.

몸의 구석구석까지 혈액이 원활하게 순환되기 때문에 푹 잠들 수 있습니다.

참고로 제가 말하는 물구나무서기는 '어깨서기'를 가리킵니다. 먼저 푹신한 이불 위에 올라갑니다. 어깨는

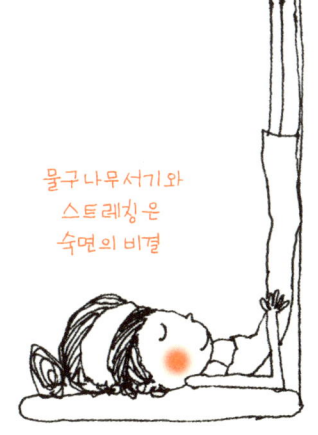

물구나무서기와
스트레칭은
숙면의 비결

바닥에 대고 허리를 들어 손으로 지지하며 거꾸로 섭니다. 발은 벽에 기댑니다. 이런 자세는 누구나 할 수 있을 것입니다.

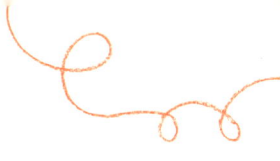

신발과
속옷,
다양한 디자인으로
피부 자극을
막는다

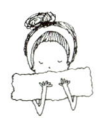 매일 같은 구두를 신고 비슷비슷한 속옷을 입고 있 나요?

옷은 매일 갈아입으면서 신발과 속옷은 항상 같은 디자인 만 착용하는 사람을 과연 멋쟁이라고 할 수 있을까요?

멋을 떠나 항상 같은 디자인의 물건을 쓰는 일은 같은 부위에 계속 자극을 주어 피부에 염증이 생길 우려가 있습니다.

신발의 경우에는 항상 같은 디자인만 계속 신으면 엄지발 가락이 안쪽으로 굽는다고 합니다. 또한 통풍이 잘 되지 않아 세균이 번식하고 악취가 나게 됩니다.

또한 속옷의 경우에도 브래지어의 끈을 고정해두면 항상 같은 부위에 부담이 가서 염증이 생길 수 있습니다.

보정속옷인 거들이나 웨이스트 니퍼도 항상 같은 디자인만 착용하면 피부에 트러블이 생기기 쉽습니다.

가령 땀을 흘렸을 때 땀이 증발한 후 염분이 피부에 남으면 속옷과 피부가 마찰되어 '피부 변색'을 일으키는 경우가 있습니다.

이러한 트러블이 생기지 않도록 신발과 속옷도 다양한 디자인을 갖추어두고 마음껏 멋을 부리기 바랍니다.

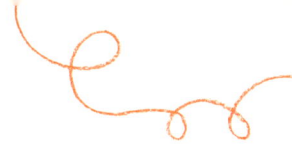

세련된 여성을
만드는
발꿈치 관리법

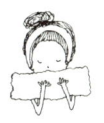 상대가 진정한 멋쟁이인지 아닌지 단번에 알 수 있는 방법이 있습니다. 과연 어떤 방법일까요?

그 사람의 '발꿈치'를 살펴보는 것입니다.

맨발로 다니는 여름은 물론이고 겨울에도 발꿈치에 신경을 쓰는 사람은 진심으로 자신을 소중히 여기는 사람입니다.

이처럼 눈에 띄지 않는 부분까지 꼼꼼히 손질하면 '자신감'이 생기고 그 자신감이 다른 사람의 마음을 사로잡는 매력이 되어 빛나게 됩니다.

이제부터 저의 발꿈치 손질법을 소개하겠습니다.

발을 손질하기 전에 일단 발을 따뜻하게 해서 피부를 부드럽게 만듭니다.

돌을 사용하여 각질을 제거하는 사람도 있지만 이는 피부를 상하게 만드는 지름길입니다.

돌은 사용하지 않는 것이 좋습니다.

저는 더 이상 사용하지 않는
부드러운 칫솔로 발을 씻습니다.

발가락 사이도 꼼꼼하게 씻을 수 있어서 편리합니다.

추운 계절에는 입욕제를 넣은 뜨거운 물로 족욕을 즐긴 후에 마사지를 하는 것도 좋습니다.

발을 정성스럽게 씻은 다음 미용 성분이 가득 들어 있는 젤을 바르고 잠자리에 드는 것이 저만의 비결입니다.

감동의 눈물로
마음을
풀어라

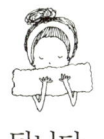 억울하거나 짜증이 날 때 흐르는 눈물은 몸과 마음을 긴장시키는 '교감신경'이 자극을 받아서 분비됩니다.

쥐어짜듯이 나오는 눈물이므로 양이 적고 나트륨을 많이 함유하고 있어 짠맛이 납니다.

기쁘거나 감동했을 때 흐르는 눈물은 몸과 마음을 편안하게 하는 '부교감신경'이 자극을 받아서 분비됩니다.

닦아도 닦아도 그칠 줄 모르는 눈물입니다. 양이 많고 싱거운 맛이 나며 지방분이 적고 칼륨이 많습니다.

어느 쪽이든 눈물은 스트레스를 풀어주는 중요한 역할을 담당하고 있습니다.

실컷 울고 나면 가슴이 후련해지는 이유가 바로 여기에 있습니다.

울고 싶을 때는 실컷 우는 것이 정신적으로 매우 큰 도움이 됩니다. 특히 감동했을 때 흘리는 눈물은 '마음의 보약'이 됩니다!

'최근에는 운 적이 없어!'

'눈물 흘릴 일이 없네.'

이런 사람은 눈물을 자아내는 책이나 영화, 음악을 찾아보기 바랍니다.

한참 눈물을 흘리고 나면 기분이 풀리고 심신이 편안해집니다. 밤에 좋은 꿈도 꿀 수 있을 것입니다!

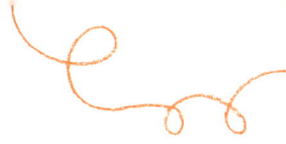

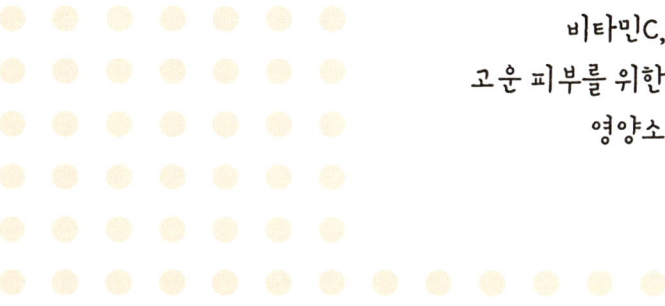

비타민C,
고운 피부를 위한
영양소

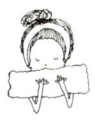 비타민C는 고운 피부를 위해 반드시 섭취해야 하
는 영양소입니다.

뽀송뽀송한 피부를 만드는 콜라겐의 생성을 돕고 멜라닌
색소의 작용을 억제하며, 잡티를 눈에 띄지 않게 하고 노화
의 원인이라고 불리는 활성산소의 작용을 억제하는 등 엄청
난 활약을 펼칩니다.

그런데 햇볕을 많이 쬐면 몸속의 비타민C가 부족해지기
쉽습니다.

그래서 저는 레몬을 두 개 잘라서 숟가락으로 떠먹으며

비타민C를 보충합니다.

이때 몸 상태가 나쁘면
시큼한 맛을 강하게 느끼지만
몸 상태가 좋으면
시큼한 맛을 그다지 느끼지 않는다고 합니다.

비타민C도 보충하고 몸 상태도 측정할 수 있으니 일석이조입니다.

신맛에 익숙하지 않다면 물에 희석한 레몬즙에 꿀을 넣어 마시는 방법을 추천합니다.

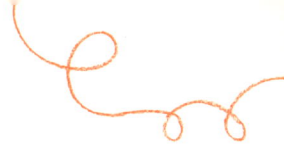

일상 속
자신의 모습을
거울로
확인하라

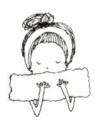 여러분은 거울을 하루에 몇 번 보나요?
저는 직업상 500번 이상 봅니다.

방송국에서도 방송이 시작되기 바로 전까지 거울을 손에서 놓지 않습니다.

최근에는 세 배로 확대되는 손거울을 사용하고 있습니다. 모공까지 자세히 보이므로 피부 상태를 정확히 파악할 수 있기 때문입니다.

거울을 보는 이유는 피부가 상하지는 않았는지, 화장이 지워지지는 않았는지, 표정이 어색하지는 않은지 냉정하게 평

가하기 위한 작업일 뿐, 결코 나르시시스트처럼 자아도취에 빠진 것이 아닙니다.

물론 '오늘 예쁘네'라든가 '이 옷 잘 어울리네'라며 자신을 칭찬하는 것은 괜찮습니다!

**얼굴만이 아니라
상반신이나 전신도
거울에 비춰보기 바랍니다.**

다른 사람의 시선은 모든 각도에서 쏟아집니다. 저는 360도 어느 각도에서 봐도 아름다운 모습이고 싶습니다.

가능하다면 거울을 보며 식사를 해보는 것도 좋습니다.

식사를 할 때는 감춰져 있던 본연의 모습이 드러나는 법입니다. 그러므로 자신이 어떤 얼굴로 식사를 하는지 한번 확인해보기 바랍니다.

또한 자세가 바르지 않으면 아무리 외모가 빼어난 사람일지라도 그 아름다움이 반감되고 맙니다.

거울을 보면 자세와 동작, 예절까지 의식하게 되므로 자연히 아름다워집니다. 거울을 자주 보는 사람일수록 더욱 아름답다는 것은 엄연한 진실입니다!

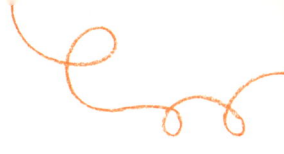

피부와
몸에 좋은
다섯 가지
습관

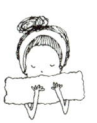

매일 아침 체조를 하세요.

체조를 할 때는 '복식호흡'을 합니다! 복식호흡이란 배를 내밀었다가 집어넣는 동작에 의해 횡경막이 상하로 움직이는 호흡법입니다. 마음을 가라앉히고 혈압 상승을 막으며 뇌를 활성화시키는 효과가 있습니다. 뇌파도 안정됩니다.

하루 세 번 귀를 잡아당기는 것도 좋습니다.

귀에는 온몸의 경혈이 집중되어 있습니다.

양쪽 귀를 집게손가락과 엄지손가락으로 잡고 여러 방향

으로 가볍게 잡아당겨 보세요.

피로도 풀리고 노화도 방지됩니다.

집에 돌아오면 반드시
손을 씻고 양치질을 합니다.

'양치'는 일상적인 칫솔질 이외에도 하루에 다섯 번에서
열 번 정도 하는 것이 좋습니다.

평상시에는 물을, 감기에 걸렸을 때는 미지근한 녹차를,
인파 속에서 돌아왔을 때는 소금물을 한 모금 머금고 '아,
오, 우'라고 소리를 내면서 '가글'을 합시다. 목구멍 구석구
석까지 깨끗해집니다.

손도 얼굴과 마찬가지로
북북 씻으면 안됩니다.

비누로 충분한 거품을 낸 후 원을 그리듯 굴려서 팔꿈치
까지 정성껏 바릅니다. 비누칠이 끝나고 나면 흐르는 물에
헹굽니다.

청소하기 전에는 미용성분이 든
보습 젤을 바릅니다.

보습 젤을 얼굴과 손에 잔뜩 바른 후 장갑을 끼고 청소를
시작합시다. 얼굴은 물론이고 방도 청결해집니다!

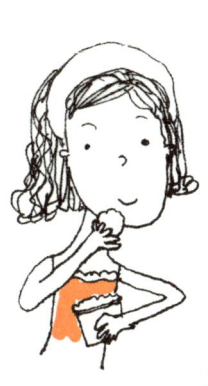

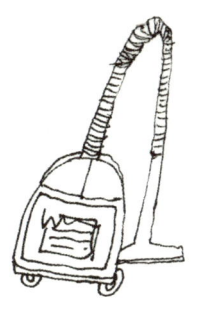

청소하기 전 바르는
보습 젤은 일석이조!

전신 미인을
만드는
목욕법

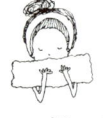 목욕은 몸과 마음을 총동원하여 아름다움을 갈고
닦는 소중한 시간입니다.

저는 매일 아침저녁으로 한 시간가량 느긋하게 목욕을 즐
깁니다.

목욕에 많은 시간을 들이기가 쉽지 않겠지만 이번 기회에
제가 소개하는 비장의 목욕법에 한번 도전해보세요.

먼저 목욕 전에 차를 마십니다.

목욕탕에 들어가서 욕조에 몸을 담그면 땀샘에서는 끈적
끈적한 땀이, 피지선에서는 기름이, 체내에서는 노폐물이 모공을 통해 배출됩니다.

그러므로 저는 목욕 전에 반드시 '상온'의 차를 마십니다. 날씨가 아무리 더워도 차가운 차는 절대로 마시지 않습니다.

여러분도 목욕 전에 몸속을 깨끗이 청소한다는 감각으로 입맛에 맞는 차를 마셔보기 바랍니다.

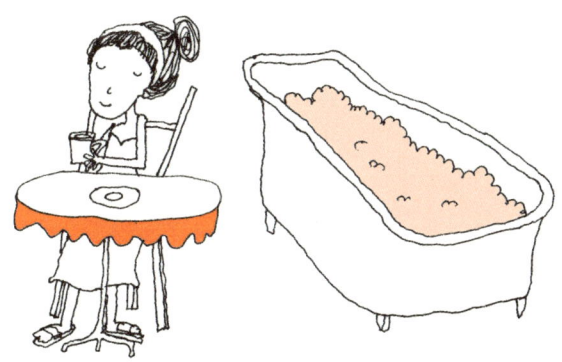

목욕 직전의 차 한 잔이
전신 미인을 만든다

다음으로 몸을 씻으면서 스트레칭을 합니다.

앞서 말했듯이 몸을 씻을 때도 샤워 망보다 손을 사용하면 좋습니다.

등, 발끝, 어깨, 겨드랑이 순으로 스트레칭을 하면서 골고루 씻기 바랍니다. 결코 문질러서는 안 됩니다. 거품을 부드럽게 굴린다는 감각으로 정성스럽게 씻습니다.

스트레칭을 하고 나서는 욕조에서 수건을 이용해 냉온 팩을 반복합니다.

욕조에 몸을 담그고 물기를 짜낸 따뜻한 수건을 얼굴 가까이 가져가 김을 쐽니다.

이때 코로 숨쉬는 코 호흡과 입으로 숨쉬는 입 호흡을 교대로 천천히 반복합시다. 목 관리에 도움이 됩니다.

그 다음에는 물기를 짜낸 차가운 수건을 얼굴에 직접 대고 열기를 진정시킵니다.

이렇게 따뜻한 수건으로 수증기를 쐬며 호흡법을 실시한 다음에 차가운 수건으로 열을 식히는 냉온 팩을 여러 번 반복합니다.

냉온 팩을 하고 나서는
30분 동안 미지근한 물에 하반신을 담그는
반신욕을 통해 느긋하게
몸 안에 축적된 독소를 빼냅니다.

밤에 하는 목욕은
자기 자신과 차분히
대화를 나누는 시간이기도 합니다.

먼저 하루를 되돌아보며 반성합니다.

'그건 잘못한 거 같아'라고 말하는 자신에게 또 다른 자신이 '맞아, 더 좋은 방법이 있었을 텐데', 혹은 '아냐, 적절한 태도였어'라며 응수할 것입니다.

이 과정을 통해 많은 깨달음을 얻을 수 있습니다.

그 후에는 기쁘거나 감사한 일을 말합니다.

"햇볕이 쨍쨍해서 이불이 잘 말랐네."

"점심에 먹은 파스타 진짜 맛있었어."

이처럼 작은 일에 감사하면 마음이 편해집니다.

마지막으로 목욕이 끝나면
몸에 찬물을 끼얹어 모공을 수축시킵니다.
한겨울에도 마찬가지입니다!

얼굴용 수건과 몸용 수건은
따로 준비합니다.

얼굴을 닦는 수건은 되도록 자극이 적고 촉감이 부드러운 소재를 사용합니다.

얼굴만이 아니라 몸에 있는 물기도 완전히 제거해야 합니다. 수분이 남아 있으면 피부가 건조해지기 때문입니다.

등에 여드름이 생기기도 쉽습니다.

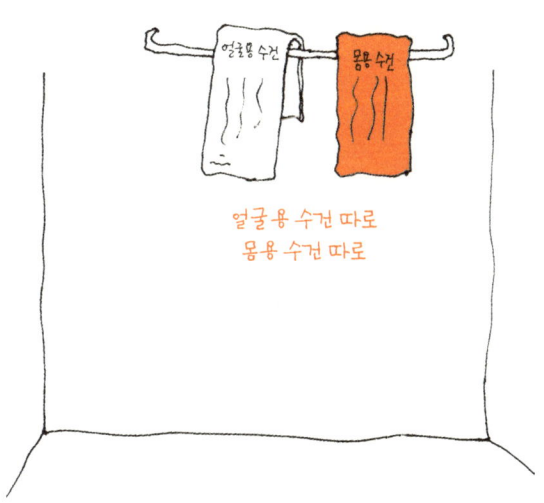

얼굴용 수건 따로
몸용 수건 따로

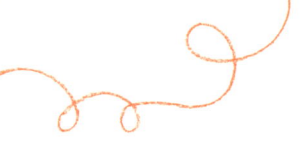

명언으로
고운 마음과
몸을 가꾼다

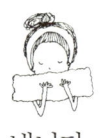 저는 감동적이고 공감이 가는 명언을 접하면 얼른 수첩에 적어둡니다. 그리고 수시로 읽어보고 힘을 냅니다.

때로는 인터뷰에 인용하거나 블로그에 올리기도 합니다.

이런 명언은 마법을 발휘합니다.

외로울 때나 괴로울 때, 슬플 때는 마음을 위로해줍니다.

기운이 없을 때는 기운을 북돋아주고 기분이 나쁠 때는 기분을 풀어줍니다.

지금부터 제 마음속에 고이 간직해둔 명언을 여러분께 선물하겠습니다!

"'기쁨', '평온', '사랑'을 보라.
정말 소중한 것은
머릿속이 아니라 마음속에 있다."

논리보다 감성을 소중히 어기기 바랍니다. 눈앞의 세계가 훨씬 넓어질 것입니다.

"힘겨운 일이 많은 이유는
감사하는 마음이 부족하기 때문이다.
괴로운 일이 많은 이유는
스스로에게 너무 관대하기 때문이다."

작은 일에 감사하고 자신에게 엄격하면 힘들고 고통스러운 일이 줄어듭니다.

"그 사람의 좋은 점을 배우려고 하면
나쁜 점은 보이지 않게 된다."

다른 사람의 좋은 점을 본받으면 성장할 수 있습니다. 상
대방의 좋은 점을 찾으려고 노력하기 바랍니다.

"인생에서 가장 괴로웠던 사건을 떠올려보면 깨달을 수 있다.
영원한 슬픔은 없다는 사실을."

슬픔은 시간이 치료해줍니다.

"타인의 마음은 바꿀 수 없다.
바꿀 수 있는 것은 자신의 마음뿐이다.
모든 일이 자신의 마음에 달려 있다고 생각하면
아무런 스트레스도 생기지 않는다."

다른 사람을 자신이 원하는 대로 움직이려고 하기 때문에
스트레스를 받는 것입니다. 타인의 마음은 내일의 날씨와

같습니다. 생각대로 되지 않습니다.

이 사실을 인정하면 화날 일도 없습니다.

"인생에는 올라갈 때도 있고 내려갈 때도 있고
툭 떨어질 때도 있다."

모든 일이 순조롭게 풀린다고 우쭐대다가는 자기도 모르는 사이에 함정에 빠지고 맙니다. 그것이 인생입니다.

'함정'이라고 불릴 정도라면 경고판이 세워져 있을 리도 없습니다. 괴로운 일이나 슬픈 일은 어느 날 갑자기 찾아옵니다.

하지만 함정을 피하는 방법이 없지는 않습니다.

항상 감사하는 마음을 가지면 됩니다. 그리고 자신에게 무엇이 중요하고 누가 소중한지 정확히 알아야 합니다.

건강과 정신, 식사, 피부의 관리도 게을리 하지 말아야 합니다.

고민은 해도 해도 끝이 없지만 언제나 웃음을 잃지 않으면 대부분의 문제는 어느새 자취를 감출 것입니다.

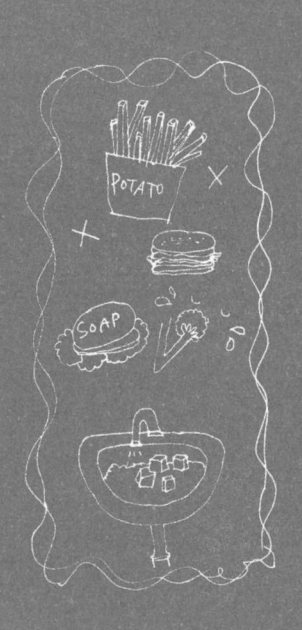

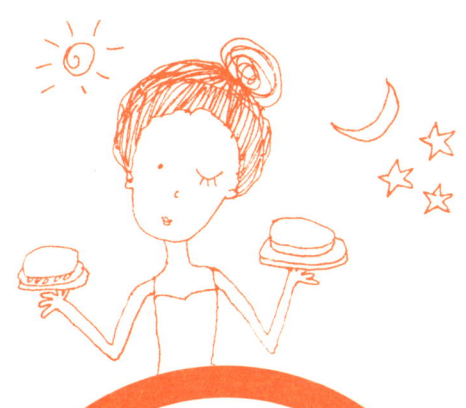

한국 독자들을 위한 Q&A

★

아기피부를 위한
8가지 질문

아기피부 세안법, 이것이 궁금하다!

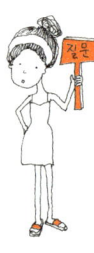

001 저는 36살 직장인 여성입니다. 선생님의 세안법대로 실천해보니 정말 피부가 촉촉해지는 것을 느낍니다. 그런데 아침 세안은 선생님의 세안법을 따르더라도, 화장을 지워야 하는 저녁 세안은 힘들 것 같습니다. 메이크업을 지우는 클렌징 제품은 버블 메이커로도 거품이 잘 나지 않을 뿐더러 약지만 사용해서는 메이크업이 깨끗이 지워지지 않을 것 같은데, 이런 경우는 어떻게 해야 할까요?

화장을 했다면 반드시 이중세안을 하기 바랍니다. 화장을 지우고 비누로 한 번 더 세안을 하는 것입니다. 먼저 클렌징 제품으로 화장을 깨끗이 지운 다음에 저녁용 비누로 거품을 충분히 일으켜 세안을 하기 바랍니다.

제가 개발한 클렌징 팩은 모로코의 점토와 산호가루를 함유하여 화장을 깨끗이 지우는 데 도움이 됩니다.

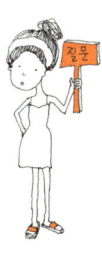

002 각질이 대부분의 피부 트러블을 일으키는 주범이라고 합니다. 각질은 아침, 저녁 세안을 통해 거의 다 떨어져나간다고 알고 있는데, 최대한 자극을 줄이는 선생님의 세안법을 따라 해보니 각질 제거가 잘 되지 않는 것 같습니다. 각질이나 블랙헤드는 어떻게 해결해야 할까요?

각질과 블랙헤드를 비롯한 각종 노폐물을 제거하는 데는 무엇보다 비누가 중요합니다. 약산성 아미노산 계열의 제품을 선택하기 바랍니다. 특히 피부에 쌓이는 더러움은 아침과 저녁에 따라 차이가 있는 만큼 아침용과 저녁용을 따로 사용해야 합니다.

그래서 저는 아침용과 저녁용으로 구분하여 비누를 개발하고 있습니다.

앞서 설명한 것처럼, 아침용 비누는 잠을 자는 동안 생긴 여분의 피지, 땀, 세균 등 그다지 심하지 않은 더러움을 피부에 부담을 주지 않는 선에서 깨끗이 제거합니다.

또한 비누에 함유된 천연 스쿠알렌이 피부에 장막을 치고 자외선을 차단합니다. 스쿠알렌 장막은 자외선 차단 크림이나 파운데이션에 함유된 석유 계열의 성분이 직접 닿지 않도록 피부를 지켜줍니다. 아미노산 계열의 세정 성분이 피부를 깨끗하게 만들 뿐 아니라 약산성(PH6.8)을 유지하도록 도와주어 미백 효과가 뛰어납니다.

거품도 곱고 치밀해서 피부에 탄력을 줍니다. 그래서 저는 아침용 비누를 만들기 위해 후지산 기슭에서 생산되는 바나듐수(水)를 사용하고 있습니다.

저녁용 비누는 화장을 지운 후에도 남아 있는 잔여물, 대기오염 물질이나 담배 연기 등 외부에서 오는 더러움을 산호가루에 흡착시켜 완전히 제거합니다. 비누에 함유된 코엔자임Q10은 피부에 활력을 주고 보습 성분인 히알루론산과 세라미드는 피부를 촉촉하게 만듭니다. 천연성분인 알로에 베라 엑기스, 봉숭아 엑기스는 하루하루 진행되는 피부의 노화를 늦춥니다.

이러한 저녁용 비누는 세정력을 강화하는 PH 수치가 높을 뿐 아니라 71가지 종류의 미네랄 성분도 함유하고 있습니다.

저는 '청결'이 피부 관리의 기본이라 생각합니다. 그래서 그 청결의 기본이라고 할 수 있는 비누의 개발에 많은 시간과 노력을 기울였습니다.

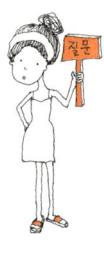

003 저는 피부 마사지와 경락을 즐기는 40대 주부입니다. 적절한 자극과 효과적인 핸들링은 오히려 피부 탄력에 도움을 주고 근육을 풀어주어 피부 건강에 좋다고 알고 있었는데, 선생님의 세안법을 보고 나니 걱정이 되는군요. 피부 마사지나 경락은 아기피부를 만드는 데 어떤 영향을 줄까요?

마사지는 권하고 싶지 않습니다. 목 이하의 근육은 뼈에 붙어 있지만 얼굴의 근육은 피부에 붙어 있으므로 마사지를 하면서 얼굴의 근육을 상하좌우로 움직이면 주름이 생기거나 피부가 처지기 쉽습니다.

저는 이러한 부작용을 방지하기 위해 저주파의 섬세한 진동으로 얼굴의 근육을 단련하는 미용기구를 개발했습니다.

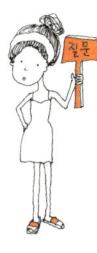

004 선생님처럼 일주일에 두 번 피부 단식을 시작했습니다. 그런데 제 피부가 건성이라 그런지 자꾸 얼굴이 당기는 느낌입니다. 그래서 오히려 주름이 생길까 봐 걱정인데, 제게도 피부 단식이 도움이 될까요?

화장을 자주 하고 화장품을 잔뜩 사용하는 바람에 피부가 엉망이 되었던 저도 피부 단식을 통해 건강한 피부를 되찾았습니다.

피부 단식은 되도록 편안하게 휴식을 취한 날에 하는 것이 좋습니다. 수면이 부족할 때나 피로가 쌓였을 때, 햇볕을 쬐고 난 다음에는 피부가 건조해지지 않도록 보습 크림을 발라야 하기 때문입니다.

매일 꾸준히 관리하면서 피부에 바르는 화장품을 조금씩 줄이기 바랍니다. 피부의 재생력을 높일 수 있습니다.

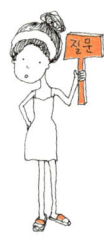

005 "피부에는 더하는 것보다 빼는 게 좋다"라는 말이 기억에 남습니다. 저는 저녁 세안 후 얼굴에 스킨, 로션, 아이크림, 에센스, 영양 크림을 차례대로 바르고 있는데, 너무 많은 종류를 바르는 것은 아닐까요?

화장수는 피부를 건조하게 만들기 때문에 가능하면 젤 타입의 제품을 사용하는 편이 좋습니다.

피부를 지나치게 보호하면 재생력이 약해지기 때문에 저는 모든 기능이 하나로 합쳐진 올인원 젤을 개발하여 사용하고 있습니다.

한 가지 주의할 것은 본문에서도 강조했듯이 화장품을 바를 때 최대한 피부에 자극을 주지 말아야 한다는 점입니다.

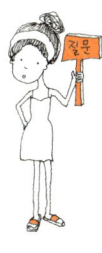

006 선생님께서 개발한 세안법에는 '체온보다 낮은 온도로 세수하고 마지막에는 찬물로 하라'는 설명이 있는데, 안면홍조가 있는 저도 선생님의 세안법대로 따라 해도 될까요?

피부과에서 진찰을 받은 뒤 제가 실천하고 있는 세안법이 올바르다는 사실을 확인했지만 저는 의사가 아니므로 질병에 관해서는 함부로 언급할 수 없습니다.
안면홍조와 같은 질병을 앓고 있는 분은 전문가의 도움을 받기 바랍니다.

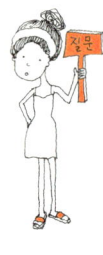

007 저는 결혼 전에는 피부가 좋다는 이야기를 많이 들었는데, 어찌된 일인지 아이를 낳고 나서 얼굴이 여드름으로 뒤덮였습니다. 여러 피부과를 전전했지만 별다른 효과를 얻지 못했습니다. 제 경우에는 화장품 사용 등의 문제가 아니라 체질이 바뀌어 피부가 나빠진 것 같은데, 제게도 선생님의 세안법이 도움이 될까요?

호르몬의 균형이 깨지면 여드름이 쉽게 생깁니다. 각질층의 저항력이 약해지기 때문에 피부의 신진대사가 저하되고 모공이 막혀 피지가 쌓이게 되는 것입니다. 그러므로 다음과 같은 습관이 있다면 반드시 고치기 바랍니다.

1. 세안을 할 때 머리카락 경계선이나 턱 선까지 거품을 묻혀 꼼꼼히 씻지 않는다.
2. 거품을 충분히 헹구지 않는다.
3. 아무 수건으로나 얼굴을 닦는다.
4. 베갯잇이 깨끗하지 않다.
5. 얼굴을 종종 손으로 비비거나 만진다.

6. 영양의 균형을 의식하지 않고 좋아하는 음식만
   먹는다.

무엇보다 중요한 것은 청결을 유지하는 일입니다.
부드러운 거품으로 모공 속 노폐물까지 완전히 제
거해야 합니다. 또한 매일 아침 미지근한 물을 마셔
야 합니다. 마지막으로 올바른 세안을 통해 피부의
신진대사를 높여야 합니다.

이처럼 잘못된 습관을 바로잡고 제가 제안한 세안
법을 꾸준히 실천했는데도 좀처럼 변화가 없다면
그때 다시 연락을 주기 바랍니다.

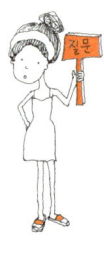

008 선생님께서도 피부가 매우 좋지 않았는데 직접개발한 세안법으로 지금의 아기피부를 갖게 됐다고 알고 있습니다. 어떻게 이런 세안법을 개발했는지, 그리고 얼마만에 피부가 좋아졌는지, 선생님의 경험담을 자세히 듣고 싶습니다.

저는 초등학생 때부터 여드름으로 고생을 했습니다. 여드름을 없애고 싶은 마음에 부신피질호르몬제가 포함된 연고를 줄곧 바르다가 이런저런 후유증을 겪기도 했습니다. 게다가 좋지 않은 피부를 감추기 위해 화장을 자주 하고, 피부를 개선하려고 화장품을 잔뜩 사용하는 바람에 오히려 피부가 더 나빠졌습니다.

그러나 갱년기 장애로 건강이 나빠져 입원을 하게 되었을 때 비로소 청결이 제일이라는 사실을 깨달았습니다. 그후 저는 청결의 기본인 비누를 개발하기로 마음을 먹었습니다. 그리고 여러 시행착오를 거쳐 저만의 세안법도 만들었습니다.

세안을 잘 하는 것도 중요하지만, 좋은 생활습관을 가져야 합니다. 저는 알레르기 반응을 검사하여 알레르기를 일으키는 음식은 먹지 않고 매일 아침 미지근한 물을 마십니다. 손으로 얼굴을 만지지 않고 산화티탄이 들어간 화장품이나 물건을 멀리합니다. 하루 30가지 이상의 음식을 먹고 스트레스가 쌓이지 않도록 조심하는 등 몸의 안과 밖을 동시에 바꾸기 위해 노력하고 있습니다.

더욱 아름다운 당신을 위해

저는 미용 연구가입니다.

피부 트러블로 고민하는 사람에게 도움을 주는 것이 제 직업이지요. 누구라도 뽀송뽀송한 아기피부를 가질 수 있다는 사실과 세월이 갈수록 아름답고 당당해지는 비결을 알려드리고 싶습니다.

그러므로 여러분께서 이 책을 읽고 만족했다면 그보다 큰 기쁨은 없을 것입니다.

앞으로 더욱 아름다워지고 1년 365일 웃음꽃이 핀 얼굴로 살아가기 바랍니다. 그리고 언제까지나 사랑스러운 아기피부를 간직하기 바랍니다.

　마지막으로 여러분의 미소가 100만 불보다 귀중한 자산
이 되기를 진심을 담아 기원합니다.

무사시 리에

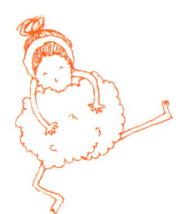

거품을 만들어라!
약지로 마사지하라!
반쪽씩 씻어라!
달라진 당신의 얼굴을 확인하라!

망가진 피부를 단숨에 아기피부로 만드는 기적의 세안법!